Une Histoire de la Médecine

西医的故事

Une Histoire de la Médecine

[法] 阿克塞尔·凯恩　帕特里克·贝什　让·克洛德·阿梅森　伊万·布洛哈尔 著

闫素伟 译

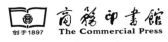

商务印书馆
The Commercial Press
创于1897

2016年·北京

目 录

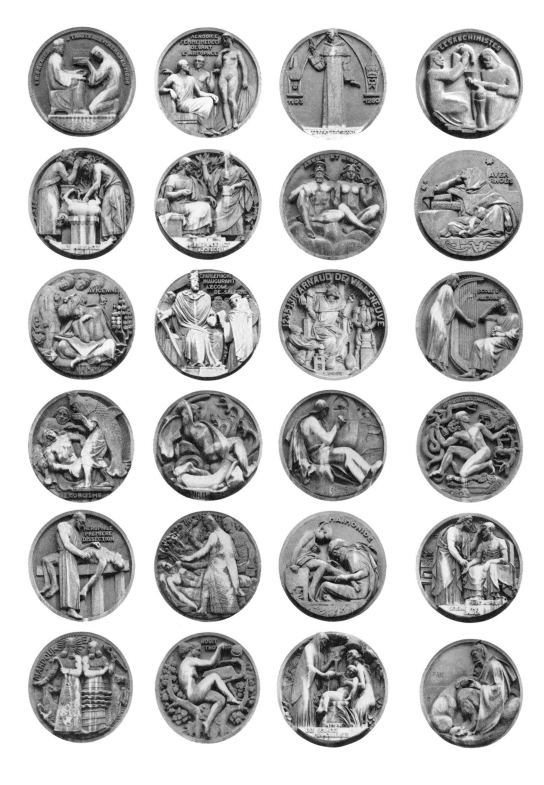

本书的缘起

　　一天，我和达尼埃尔·约尔教授一起跨过圣父街 45 号的门槛时，发现了那座巨大的青铜门——"科学之门"。那是当时为"新医学院"铸造的大门，今天，这里成了圣父生物医学院。

　　约尔先生向我详述了这座大门的历史，其建造过程如何曲折，如何因第二次世界大战而中断；他尤其向我介绍了装饰在迎面墙上的四十五块徽章。我知道这些徽章，但与大家一样，从未用心地看过——这些徽章值得我们用心观览。

　　这座建筑 1920 年代到 1930 年代决定建造，1950 年代建造完成，1953 年由当时的法国总统樊尚·奥里奥尔剪彩启用。

　　与该建造计划同时落实的，还有一个艺术计划，最终是用一些徽章来装饰迎面墙，每个徽章的直径是一百二十厘米，由十四位雕刻师用白石雕刻而成。石料来自肖维尼－贝隆，颗粒极其细腻，而且雕刻师大都在 1902 年到 1933 年间获得过罗马大奖。整个装饰在保罗·朗多夫斯基(Paul Landowski)的指导下完成，他当时是巴黎国立高等美术学院的院长。科学之门的图案设计也是出自他的手笔，明显带有意大利文艺复兴时期的影响，尤其让人想到佛罗伦萨的圣洗堂。

　　这些徽章虽然制作于 1950 年代，其外观有所毁损，仍颇有气势地显现出两次世界大战之间的艺术特点，它在巴黎是独一无二的。

　　除美学价值之外，这些徽章还告诉我们当时的艺术家是如何看待医学的，他们以艺术品来强调医学发展的诸多重要阶段，如医学的诞生、美索不达米亚、埃及（"亚述尔和南法"，"伊姆贺特普"）、医学努力打破迷信和魔法的那一段漫长的时期（"驱魔祭"，"星相预示"）、医学发展过程的艰难，也表现了医学的发展过程和医学的巨大进步之间的反差，在 20 世纪前半叶，艺术家们是医学发展得天独厚的见证者。

　　艺术家们通过这些徽章，说明希腊医学之所以重要，是因为它具有决定性的意义。除了希波克拉底，他们还毫不犹豫地表现了其他一些人物，比如赫洛菲勒(Hérophile)（"赫洛菲勒与第一次解剖"）、阿尼奥西德 (Agnocide)（"阿尼奥

装饰在圣父生物医学院迎面墙上的徽章

西德与刑事法庭上的第一个女医生”）。他们强调了希腊医学在罗马帝国的决定性影响（"阿斯克勒庇俄斯和卢克莱修"），以及盖仑的意义（盖仑被称为"帕加马之王"），在多少个世纪里，一代代悬壶济世的郎中们无不将盖仑的文章视为圭臬。

艺术家们也注意到，中世纪时，东方世界获取了西方世界的古老知识，并加以传播，他们在徽章中也表现了雷扎斯（Rhazès）、阿维森纳（Avicenne，又名 Ibn Sīnā 伊本·西那）、迈摩尼德斯（Maïmonide）。文艺复兴时期是医学发展的一个重要阶段，艺术家们通过无所不能的达·芬奇，以及拉伯雷（Rabelais）、昂布鲁瓦兹·帕雷（Ambroise Paré）或者安德烈·维萨尔（André Vésale），突出了这个时期的重要性。

近年来，我们关注艺术与科学的关系，于是决定以此为主题来思考西方医学的历史，并以这些著名的徽章作为开端来讲述西医的故事。艾尔维·德·拉马蒂尼埃尔（Hervé de La Matinière）先生，巴黎第五大学的主席阿克塞尔·凯恩，巴黎第五大学医学院的院长帕特里克·贝什（Patrick Berche）教授，全国保健和医学研究所伦理委员会的主席让·克洛德·阿梅森（Jean Claude Ameisen）热情地参与了这一计划。全世界藏书最丰富的图书馆之一，巴黎大学医学和牙科学联合图书馆的主任吉·高伯莱（Guy Cobolet）将收藏的精美图册供我们使用，作为书中绝大部分插图的模板。

《西医的故事》的撰写就此启程，为希波克拉底的灵感所主导，本书旨在让人们了解一代代医者的激情，也为当下的人们提供一些思考当代医学的线索，除了预防和治疗之外，西医的最初抱负无非是为了坚持人的尊严。

伊万·布洛哈尔

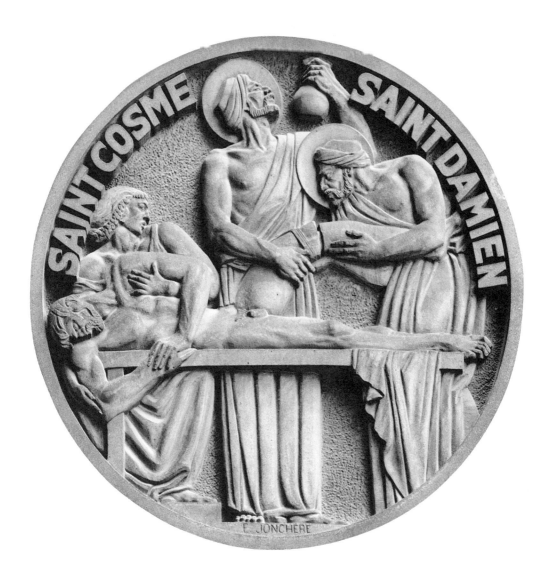

徽章上的圣高姆和圣达米安

艾瓦利斯特·荣谢尔

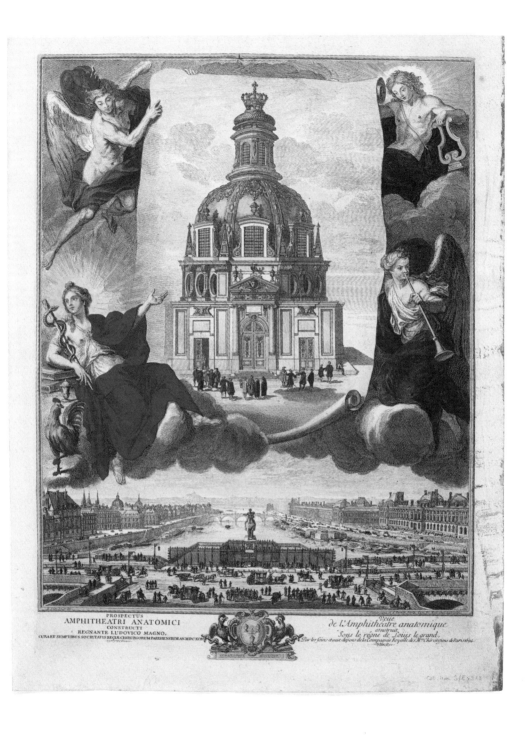

PROSPECTUS
AMPHITHEATRI ANATOMICI
CONSTRUCTI
REGNANTE LUDOVICO MAGNO.
CURA ET SUMPTIBUS SOCIETATIS REGIÆ CHIRURGORUM PARISIENSIUM AN. M.DC.XCIV.

Veüe
de l'Amphitheatre anatomique
construit,
Sous le règne de Louis le grand.
Par les soins et aux dépens de la Compagnie Royalle des Mtrs Chirurgiens de Paris 1694.

序：

医学，从神话到科学

巴黎第五大学继承了1808年成立的巴黎医学院的衣钵。而成立巴黎医学院，是为了取代1794年在皇家外科学会建立的保健学校；现在的第五大学便坐落于原皇家外科学会的会址之内，在奥德翁十字路口，医学院街和圣日耳曼大道的拐角处。从这种传承关系来看，今天的巴黎第五大学有着多方面的渊源：医学和外科学，魔术和科学，经院哲学和研究。自这丰富和多重的渊源当中，第五大学汲取了独特的营养，从而理所当然地成为生命和健康领域科学知识和技术进步的中心，名正而言顺地实现着自己的远大抱负。

在第五大学，医疗技艺的多重根源好比琢石刻鼎一般，表现在学校的院落、房舍、雕刻当中。著名的巴黎大学医学和牙科学联合图书馆馆藏的手稿和版画（石版画和其他的版画）价值连城，无不述说着这里的悠久历史；这座图书馆成立于1795年，馆藏图书的历史可以追溯到16世纪。

与医学和外科学有联系的思想和实践，机构和建筑的历史之间这种"炼金术"（炼金术这个词不是随便选择的，因为古时候的炼金术士们，比如帕拉塞尔斯，就是现代药学的鼻祖）式的融合，成就了这座金矿般的宝藏，我们的大学便从中汲取有关建筑和其他领域的各种资料，以阐述医学从神话发展到科学的历史。

前科学医学的神秘、象征和经院哲学的意义

如果我们把外科学的实践放在一边，总体来说，纯粹意义上的医学拥有真正的治疗手段，有效地治病救人的时间并不长。自从不同起源的古代医学出现以来（美索不达米亚、埃及、希腊、印度、中国等），医疗的技艺便受形而上学和宗教的影响，在魔法实践和脆弱的医学基础之间摇摆。人们始终说这时的医学基础是客观的，但实际上并不可靠。

从某种意义上说，数千年来医学的最大智慧，就表现在希波克拉底的谨慎态度上。希波克拉底的名言"首要之务便是不可伤害"便说明了这一点，虽然人们

《皇家外科医学会解剖学阶梯教室外观》
水彩木刻
巴黎，1694年
巴黎大学医学和牙科学联合图书馆

并没有严格地遵守这一劝诫。直到不久之前，这一劝诫的重要性远远超过医生誓言中的第二部分"deinde curare"["首要之务是不可伤害，然后才是治疗"]。在最好的情况之下，到 19 世纪之前，一般来说可以把治疗概括为：通过天然的效力，促进健康恢复。大部分其他的干预都是不适当的（放血，服用泻药，使用泥敷剂，拔罐，各种草药）。当然，传统的医学承认某些草药或者矿物的煎剂是有效的（比如金鸡纳树皮），但从根本上说，从地球上出现智慧人直到不久之前，疾病的死亡率并没有发生太大的变化。我们不要忘记，19 世纪后半叶，伟大的路易·巴斯德（Louis Pasteur）有五个孩子，其中三个幼年夭折。路易十四的合法妻子生了六个孩子，只有一个活到成年，成为王太子，其子是西班牙的菲利普五世。路易十四还有十六个或十八个私生子，这些孩子的运气要好一些，其中有六个活到了成年。总之，可以说自从史前一直到 19 世纪，人类面对疾病的处境并没有发生明显的变化。

虽然治疗无效，但是医生们仍然没有丧失治病救人的勇气，早期的历史不乏这样的见证。莫里哀嘲笑的那些爱卖弄的医生，继承了可以追溯到 12 世纪和 13 世纪大学初创时期的经院传统。从 17 世纪开始，这些医生的名声变得很臭，在有权势的人心目当中信誉极低。文艺复兴之后，经院派的教条开始受到质疑，人们对人体的客观认识开始发展。中世纪的维廉·哈维（William Harvey）（1616 年）发现血液循环，一百五十年之后的克萨维埃·比沙（Xavier Bichat）创立解剖病理学，都是对这一发展的诠释。

说到医学治病救人的效率得以改进的进程，如果需要记住三个日期和三个名字的话，那我们首先可以列举爱德华·詹纳（Edward Jenner，1796）和路易·巴斯德；爱德华·詹纳发明了可以预防疾病的疫苗，而路易·巴斯德则发现了杀灭细菌的方法；第三个人和第三个日期是格哈德·多马克（Gerhard Domagk）；多马克于 1932 年发现了一种橘红色的化合物"百浪多息"对老鼠的作用，成了第一种磺胺类药物。多马克的女儿感染了链球菌，他在女儿身上使用了这种化学制剂，将女儿从死亡线上挽救回来。

救济院，王家医学会，圣父大学中心

到了 1776 年，法国才成立了医学委员会；1778 年，医学委员会改成了王家医学会，一直到 1793 年被取消。

1820 年，王家医学会又凤凰涅槃般在灰烬中重生。从 1850 年到 1902 年，王家医学会（后来成了皇家医学会……）在圣父街爱德医院废弃不用的小教堂中立足。慈善医院是 1606 年由玛丽·德·美弟奇（Marie de Médicis）建立的，于 1613 年开始运行，当时是巴黎最重要的医疗机构，名声很好，因爱德会兄弟们建立的卫生规则而著称。规则有很多条，其中有一条就是，每个病人必须单独睡一张床，这在巴黎是明显的、独一无二的创新。爱德医院的小教堂在 18 世纪期间经过重建，并改造过好几次。医学会搬走之后，这里成了乌克兰圣夫拉基米尔大教堂，属第五大学的地盘了。爱德医院则于 1935 年被毁，在原址上又建起了巴黎的"新医学院"，专门接纳各科的低年级学生。1936 年 12 月 3 日，巴黎医学院的院长居斯塔夫·卢西（Gustave Roussy）教授为一座建筑的修造奠基，是为圣父医学院。对此，居斯塔夫·卢西教授怀有很大的期许。因为战争，新的圣父医学院一直到 1953 年才招生。

圣高母阶梯大教堂，皇家外科学会和巴黎医学院的起源

医生行会是个学究聚会的地方，没什么势力，也越来越多地受到人们的指责；与此相反的是，至少自 16 世纪昂布鲁瓦兹·帕雷以来，剃头匠兼外科医生所掌握的知识以及他们的影响却越来越大。老实说，从最为远古的时候开始，真正有效的治疗实践，就是我们的祖先开始从事的外科和产科实践。从史前开始，人们大概就知道制作治疗骨折的夹板，会用穿骨锥钻孔，以及帮助女人生孩子。人们发现了一些经验性的方法以治疗外伤，昂布鲁瓦兹·帕雷采用血管结扎术，使"战地外科术"发生了翻天覆地的变化。在太阳王路易十四 1686 年肛门瘘管治疗失败之后，国王的首席外科医生查理－弗朗索瓦·费利克斯（Charles-François Félix）治好了国王的病，使得"剃头匠兼外科医生"的协会名声鹊起。一直到 1741 年之前，剃头匠和外科医生的职能还是兼在一起的，后来路易十五的首席外科医生乔治·马莱夏尔（Georges Mareschal）及其年轻的同事和继任人弗朗索瓦·吉果·德·拉佩罗尼（François Gigot de Lapeyronie）于 1731 年创立了皇家外科学会。现在的大学校长荣誉室里，仍然挂着一幅拉佩罗尼的肖像画，颇具富丽堂皇的气势，出自画家亚森特·利果（Hyacinthe Rigaud）之手。

外科学会的委员们在国内和国际上都是如日中天的人物。从一开始，他们便在圣高姆剃头匠兼外科医生聚会的地方，也就是医学院街（当时叫科尔德利埃街）与科尔德利埃修道院毗邻的大阶梯教室里开会。今天，那里是属于巴黎索邦第三大学的地方了（英语教育与研究学院）。圣高姆和圣达米安学会及其外科学校的历史更加悠久，因为这个学校是圣路易应他的外科医生让·皮达尔（Jean Pitard）的请求创立的。那里的大阶梯教室气势宏伟，是 1691 年在原有的一座更加古老的建筑（1561）基础之上建造的，如今大阶梯教室仍然完好如初。

由于外科学会的工作做得好，其影响范围越来越大，外科医生们与剃头匠已

经有了分别，影响也更大了，所以圣高姆学会的场所很快便显得过于狭小。国王路易十五的首席外科医生拉佩罗尼是蒙伯利埃人，在他告老回乡之后，他的继任者说服国王，为外科学会另修建一处会址。在建筑师雅克·龚杜安（Jacques Gondoin）领导之下，在医学院街稍远处，勃艮第公馆的原址上建造了新的外科学会。路易十六于 1774 年为新的建筑剪彩，而学会的研究工作不久之后也就在新址开始了。

圣高姆大阶梯教室和雅克·龚杜安修建的学会新址都是建筑学上的杰作，一个代表了路易十四时期，一个代表了路易十五时期。这两座建筑同样具有象征意义，是现代治疗技艺起源的地方。从 1794 年开始，外科医生和普通科医生便在这里的保健学校聚会。聚会中，外科医生向普通科的医生们指出，要想提高治疗效率，只能靠细心的观察、巧妙的手法，并对治疗效果进行评价。

结论

巴黎第五大学的普通科医生、药剂师、牙科医生以及其他学科的同事们，对学校的渊源，现代的建筑和艺术见证当然感到十分自豪。他们从医学科学建设和成熟的缓慢过程中汲取思考的题材，为现代的争论提供解决的方法，应对现代的挑战。的确，人的身体应有何种地位，如何在进步的意愿和对人的尊重之间，在团结一致的责任以及祖先的"慈善"之间保持平衡，所有这些问题虽历久而弥新，希波克拉底誓言虽然经历二十四个世纪的风风雨雨，却仍不失其现实意义，便是一个证明。

我们是祖先的知识和文化遗产的继承者，想到这一点，我们会受到有力的激励，永远发展造福于病人的知识和实践，让希波克拉底的劝诫全面地成为我们济世救人的准则：

"Primum non nocere, deinde curare."

（"首要之务是不可伤害，然后才是治疗。"）

巴黎第五大学校长阿克塞尔·凯恩

《外科医学院介绍》中的阶梯教室内部
雅克·龚杜安
巴黎，1780 年
巴黎大学医学和牙科学联合图书馆
外科医学院的建筑由雅克·龚杜安（1737—1818）负责营造。1794 年，保健学校在这里设立。1808 年，保健学校更名为医学院。

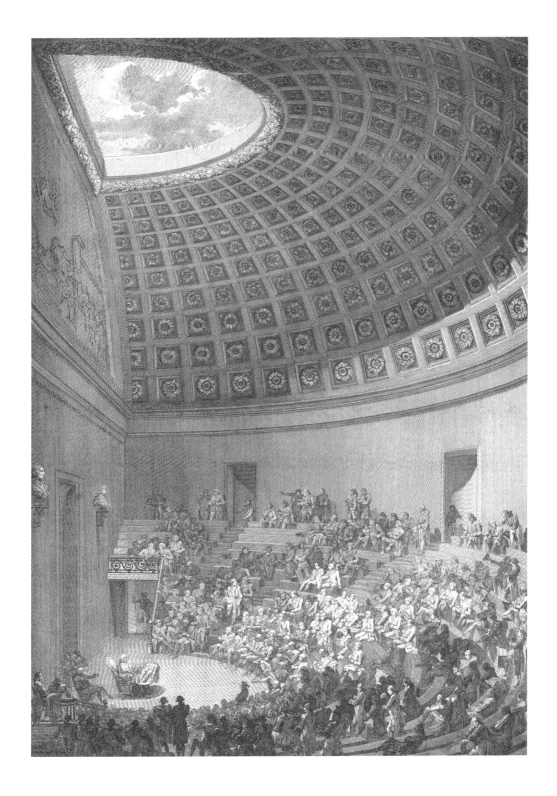

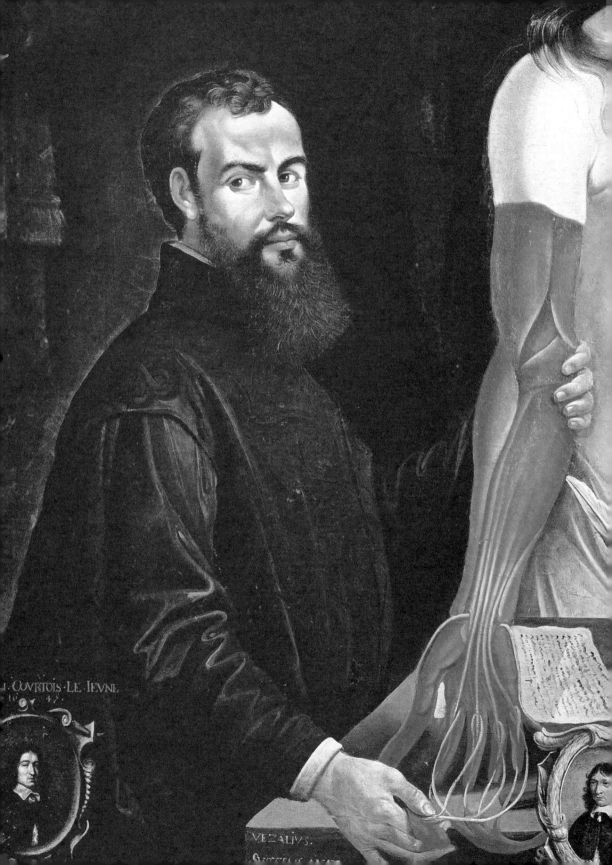

发现人的身体

帕特里克　贝什

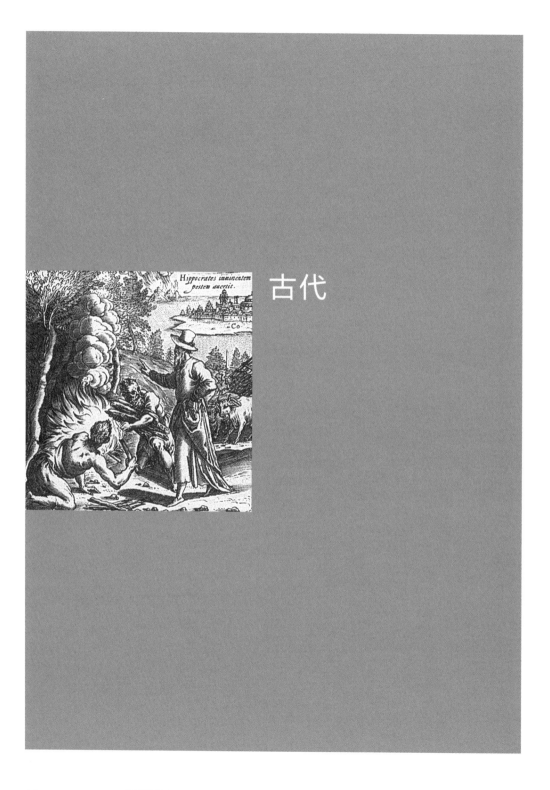

古代

从意识到自身的存在开始，人类便对自己的身体有所识别和认可，毕竟身体让人感受到痛苦和快乐。旧石器时代以狩猎和采集为生的人，就开始尊重丧失了生命征兆的身体，在举行葬礼时向尸体致敬，并将尸体掩埋起来。有时候，他们会在举行仪式的时候将尸体吃掉，以从被杀死的敌人或者已经死去的亲人身上汲取神奇的力量。他们将头骨打碎，取出脑浆，将腹腔打开，取出肠子、心脏或肝脏。美臀维纳斯是妇女多产的象征，也是三万年前出现的对人体最早的表现，是远古人类对人体的颂扬。

很早以前，我们的祖先便开始关注神秘的身体。说它神秘，是因为它会痛苦，会死亡。当时出现了一些带有魔法和迷信色彩的经验性实践。会占卜的萨满教巫医最初的治疗实践通常是骨折复位、安置夹板、拔牙、脓肿切口等等。治疗行为仍局限在身体的表面，人们并没有试图了解神圣身体的内部。在数千年时间里，对身体的一切探索都是禁忌。

医学——救护和治愈的技艺——于新石器时代出现在从事畜养及耕作的人聚居的村子里，文字也是由这些人发明的。为了改善医疗实践，人们必须了解神圣的身体，了解身体的"解剖学"——"解剖"这个词的意思本来就是指"自下而上地打开身体的孔窍"。最初的办法，在很长时间里也是唯一的办法，就是根据相似性，通过研究动物来了解人的身体。

美索不达米亚和埃及

在美索不达米亚，公元前 3500 年前的一些楔形文字证明，人们用动物献祭，占卜者和魔法师通过观察动物的内脏来预言凶吉。正因为如此，苏美尔人和古巴比伦南部的夏尔德人获得了解剖学的知识。他们最早描述了肝脏、胆囊、门静脉和肝动脉。他们认为，某些器官具有一定的功能，比如心主智，血主命，血液在肝脏循环，而肝脏的形状可以表示人的命运。医学的初级知识由此出现。在通过祈祷、咒语和祭品求得神的恩惠的同时，美索不达米亚人已经有了产科助产的传统，他们治疗骨折，做环钻手术，而且使用草药。在埃及，这种经验医学向前推进了外科和产科的知识，用于医疗的药物非常广泛。但是，人们都想求助于具有神圣天赋的医生。有些人便声称自己具有这样的天赋，比如埃及的医生和建筑师伊姆贺特普（Imhotep）。他是赫利奥波利斯（Héliopolis）的大祭司，公元前2700 年之前在萨卡拉建造了第一座金字塔。作为布塔神（Ptah）之子，他也跻身神的行列。

美索不达米亚和埃及的医学受制于对神的盲目信仰，是停滞不前的，没有采用实验的方法。埃及人将尸体做成木乃伊的古老传统便说明了这一点，因为他们

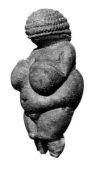

维伦多夫的维纳斯
旧石器时代
（公元前约 24000—前 22000 年）
石灰石
维也纳自然历史
博物馆

《分为四部的希波克
拉底文集》
希波克拉底
吉安塔，威尼斯，
1588 年，巴黎大学
医学和牙科学联合图
书馆

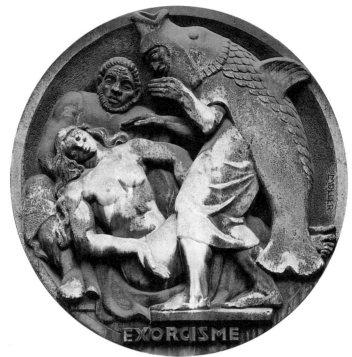

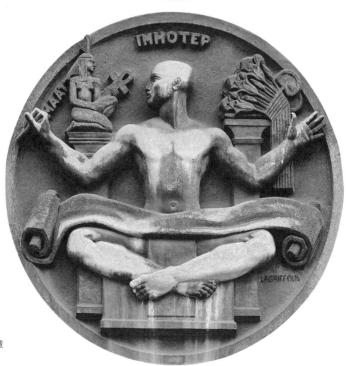

表现驱魔的徽章
路易·姆勒

表现伊姆贺特普的徽章
阿尔贝·拉格里福尔

相信人在死后会重生。采用防腐香料处理尸体的人获准在"生命之屋"里将尸体打开。他们清洗遗体，取出内脏，通过鼻腔取出人脑，最后只将心脏放回躯干，心脏是灵魂的寄居之所，为了让死者顺利完成穿越死亡之国的旅行，因此它是非常重要的器官。埃及人对各种器官在身体内的位置了如指掌，心脏、肝脏、脾脏、肠子、肺、大脑及其脑脊膜、骨骼及肌肉、筋腱及神经，无所不知。他们还知道心脏是所有血管的中心，知道肺里含有空气。他们知道身体里的液体，比如膀胱里有尿液，胃和小肠里有流体，心脏和血管中有血液……但是，他们的一切动作都是按照仪式完成的，没有好奇心的驱使，没有求知欲望的推动，只是严格地按照宗教的要求，对他们用香料处理的尸体心存敬意。在将尸体剖开时，他们"视而不见"，一心只想如何保存尸体，让死者顺利完成去另一个世界的旅行。然而，在亚历山大，这种习俗为对人体的探索提供了方便。由于几种因素的综合——神的人性化、爱奥尼亚人的哲学以及学者围绕地中海的旅行——通过咒语保存神圣本质的医学，变成了对疾病进行探索的理性行为。

神的人性化和希腊的奇迹

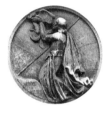

向阿斯克勒庇俄斯献祭的徽章
雕刻师吕西安·布拉瑟

对于东地中海沿岸所有的民族来说，人是受残暴的神摆布的。比如美索不达米亚的玛尔杜克（Mardouk），埃及的亚扪莱（Amon-Rê）和母仙伊莱丝（Iris）。这些无情的神具有超自然的能力，常常是人兽合体的怪物，他们奴役民众，而民众则对他们心怀恐惧。希腊人渐渐用较为人性化的神代替了这些残暴的神，希腊人的神是人的守护者，能够左右人的命运。在《伊利亚特》和《奥德赛》中，荷马笔下的这些神也参与人的争吵，与人共命运。神有人的行为和激情，也有人的忧虑和阴谋。他们与人交配，拥有"半人半神"的后代。在爱奥尼亚文明当中，男神和女神变得仁慈。他们和人一样，有时候呈现人的外形，就像欧里庇得斯的悲剧《醉酒的女人》中的狄奥尼索斯（Dionysos）一样。神的逐渐人性化影响了为人类治病的方法。

在公元前 8 世纪的古代希腊，只有神才掌握治病的力量，为人治病时必须向神乞求：阿波罗、阿尔忒弥斯和雅典娜。亦可乞灵于最有智慧、最有知识的半人马，不死的喀戎（Chiron）。喀戎在色萨利的皮利翁山上向人们讲授医学、外科手术。荷马时代之后，治病的责任变得人性化了，成了一个名叫阿斯克勒庇俄斯（Asclépios）的小神的职事，阿斯克勒庇俄斯就是罗马神话中的医神埃斯科拉庇俄斯（Esculape），是阿波罗和水性杨花的凡人科洛尼斯所生的儿子。科洛尼斯因不忠而被神的复仇之箭射死之后，被放在焚尸的柴堆上，阿波罗从她的肚子里将婴儿取出，交给半人马收养，半人马教他用话语、草药和刀给人治病。阿斯克勒庇俄斯企图用蛇发女妖戈耳工的血让人起死回生，从而惹怒了宙斯，被宙斯用雷击死。死后，被放置在天上，化为蛇夫座。传说病人夜宿供奉了他的神像的庙中，在梦中与他相见，从而奇迹般地病愈。人们常到神庙中向他乞求，而神庙往往位于微风吹拂的半山腰，其旁必有纯净的山泉。主要的神庙位于阿尔高里德的艾毕朵尔，其中随处可见他的肖像：阿斯克勒庇俄斯手持缠有神蛇的木杖，神蛇是一条不伤人的水蛇，因其蜕皮生长而象征着生命的再生和周而复始。庙里的祭司向人们讲述阿斯克勒庇俄斯及其女儿许革亚和帕那刻亚的神迹。病人到这里来祈求，以动物为祭品上供，病好之后刻石还愿。治病时要在庙里住宿几日，称为"潜伏"，等神托梦。祭司则为病人释梦，梦启示了治愈的方法，祭司也向病人推荐治病的方法：限制饮食，做某种练习，放血，下泄，听音乐……阿斯克勒庇俄斯神庙保留了疾病通神的观念，认为疾病源自于超自然的力量，可通过奇迹得以治愈。数千年间，医学似乎没有一定之规，只能碰运气。对疾病无能为力时，只能求助于咒语。神、半人半神、游方郎中、医生、江湖术士、邻家好心人都在给人治病，却未必能够治得好。

在神被人性化的背景之中，爱奥尼亚出现了哲学。第一所传授思想的学校于公元前 7 世纪出现在爱琴海边的米利都，很可能受到波斯和印度观念的影响。泰勒斯（Thalès）、阿纳西曼德（Anaximandre）、阿纳克西美尼（Anaximène）以新的眼光看待世界。他们有着不可遏制的求知欲，对万物保有兴趣，宇宙学、气候、生物、灵魂和肉体……并与宗教保持距离，阿布戴拉的德谟克利特（Démocrite d'Abdère）从根本上认为，肉体和灵魂都是物质的。他认为，世界由原子构成，原子是不可分的、细碎而不可见的固体小颗粒物。有的小颗粒物是光滑的，有的则是带钩的、弯曲的或者圆形的。太阳、月亮、行星、所有的元

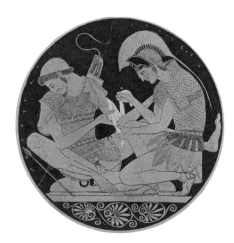

阿喀琉斯
为帕特罗克洛斯包
扎。这幅据认为是
出自画家索西阿斯
（Sosias）的绘画作
品，是刻在酒杯底部
的一个阿提喀徽章，
黑底红色图案。
公元前 500 年
柏林国家博物馆

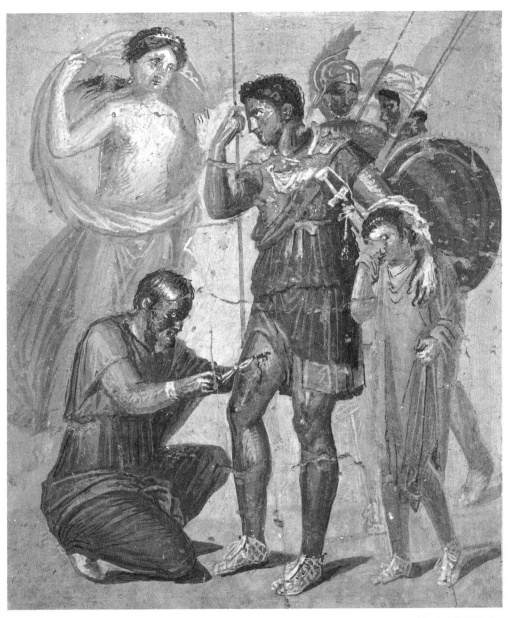

受伤并接受治疗的艾尼阿斯
意大利，公元 1 世纪
壁画
那不勒斯考古博物馆

发现人的身体

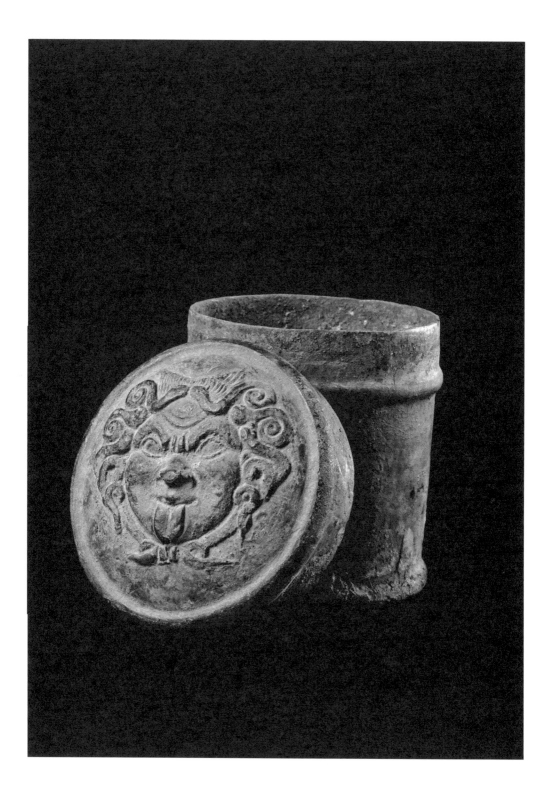

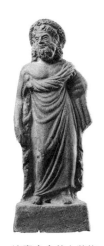

油膏盒盒盖上装饰着蛇发女妖戈耳工的头像
希腊，公元前 3 世纪
青铜制品私人收藏
古希腊人认为，是半人马喀戎教给阿斯克勒庇俄斯医术。他之所以能给人治病，甚至让人起死回生，原因只有一个，那就是他有雅典娜送给他的蛇发女妖戈耳工的血。

阿斯克勒庇俄斯
希腊，公元前 3 世纪
陶土制私人收藏
阿斯克勒庇俄斯塑像手持木杖，木杖上缠绕一条蛇。蛇是与治病、生殖和生命联系在一起的，而木杖则代表世界的轴心、生命之树或者有魔力的武器。

素——火、水、气和土——所有的复合物、所有的物质和生物都是根据不同的组合方式，由原子形成的。肉体由带钩的"体"原子组成，而灵魂则是由圆形和光滑的"精神"原子组成。

公元前 6 世纪波斯人的入侵，使得爱奥尼亚的哲学流布四方，尤其是在伯罗奔尼撒半岛、西里西亚和大希腊（南意大利）地区。毕达哥拉斯、恩培多克勒、帕梅尼德斯、泽农、阿那克萨戈拉、留基伯和德谟克利特，在雅典，克洛托内、西拉库斯、阿格里真托、卡塔尼亚、墨西拿、维利亚、萨摩斯、科洛风、库姆斯、希俄斯、伊塔克等地安身立命。这些学问家散居各地，在整个地中海沿岸传播了新的思想。

希腊的医术学校

给人治病，在希腊很早便成了为人所关心的事。从公元前 8 到前 7 世纪开始，出现了一些名医世家，有的自称是赫拉克勒斯（Héraclès）和阿斯克勒庇俄斯第十九代后裔。特洛伊战争之后，医疗高手在三个地方非常集中：罗德岛、科斯岛和尼多斯海角（Cnide）。一些医术学校出现在地中海盆地的周边地带，第一所于公元前 631 年出现在希腊在非洲临近埃及的殖民地昔兰尼，其后来在大希腊布鲁提恩的克洛托内也出现了一所，著名的医生德摩多科斯（Démocède）便在这里传道授业。公元前 5 世纪，西里西亚的阿格里真托有一所恩培多克勒创办的学校。其他一些医术学校也纷纷出现在爱琴海的一些岛屿和爱奥尼亚，罗德岛、科斯岛和尼多斯海角。这些学校的教育受到明显的家庭和贵族结构的影响。为了学到医术，学生们要在散布于地中海周边的学校游学。不管这些学校是不是与阿斯克勒庇俄斯神庙的起源有关，希腊医生的学说与阿斯克勒庇俄斯神庙中的祭司完全不同。医术学校的教师们受爱奥尼亚人的影响，主张通过理性和经验来学习医术。

在科斯岛和尼多斯海角这两所著名的互相竞争的医术学校里，医生对待医术的方式有本质的差别。尼多斯海角的学校位于爱奥尼亚赫尔松半岛上，医生所传授的医术以诊断为中心，是一种大众化的宗教技艺。他们将对病人的观察结果详细写在小木片上，将症状细分为不同种类，常常按器官而对病态过程分门别类，提出对疾病的完善诊断。但"尼多斯海角的实践派医生"有一个根本性的弱点，那就是缺乏解剖学和生理学知识。不远处克拉莫斯湾科斯岛上的另一家医术学校里，授课的医生们则认为，尼多斯海角的方法过于简单，没有什么特别的治病办法。他们提出了对待病人和疾病的综合治疗法，寻求恢复因疾病而受到干扰的先天状态。这种临"床"（希腊文的 klinê 是"床"的意思）医学，最重要的不是诊断，而是对病人的治疗，是预后。

无论采取何种方法，要找到病痛的原因，必须探索人体，因为病痛产生于人

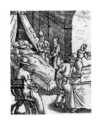

的身体。不过，正如在美索不达米亚一样，伤害人的遗体，哪怕是敌人的遗体，对于希腊人来说都是一种亵渎，要受到死亡的惩罚。希腊人在人死后会很快举行葬礼，将遗体埋入土中或者火化。这种禁忌对于人们称之为"科学"的新的进步之风形成了阻碍。

希波克拉底

"我将清白和纯洁地生活和行医。"这是医学之父希波克拉底的名言。我们对他几乎一无所知，只知道他出身医生世家，是赫拉克勒依达斯（Héracléidas）的儿子，公元前460年出生于科斯岛。他与柏拉图、苏格拉底、索福克勒斯、伯利克利、欧里庇得斯、埃斯库罗斯、阿里斯托芬和希罗多德是同时代的人。2世纪，传记作家、以弗所的索拉努斯（Soranus d'Éphèse）讲述了他如何周游爱琴海列岛、希腊各省、色雷斯、色萨利和普罗波恩蒂斯海（马尔马拉海）沿岸各地、埃及和斯基台。他一边游历，一边教授医学，为人治病。他医术高超，给很多人治好了病，在整个希腊名闻遐迩。他还将自己的经验与同事的经验进行对照，观察到有些疾病与气候、生活习惯和环境有关。希波克拉底使得科斯的医术学校具有了不同寻常的影响和声誉。他之所以名声卓著，是因为他的教学方法，他的文章，他的超凡魅力和人道主义精神。很多雕像把他表现成一个睿智的老人，神情高贵，秃顶，一脸大胡子，表情聪明，眼光明亮。他是著名的科斯医学学会的成员，于公元前377年死于色萨利的拉里萨，享年近一百岁。

希波克拉底的文章收集在《希波克拉底文集》里，其中包括七十篇用爱奥尼亚方言写的文章。文章风格五花八门，很可能出自多人之手，是希波克拉底的学生整理而成，其中包括临床报告、授课讲稿、实用指南、医学论文及哲学思考。经文献学家研究认为，有些文章出自同一个作者，因为文笔相同，文字清楚明了。这就是人们所讲的"希波克拉底真正的作品"，对一些文章进行综述的《格言录》就是从这些作品中选取的。

在这部文集中，用希腊文写的文章说明了人与自然的关系，从健康领域排除了神和超自然力量的作用。因此，希波克拉底学派的医生们将医学从迷信和巫术的枷锁中解放了出来，通过观察和经验，寻找疾病的原因和医治的方法。《希波克拉底文集》中没有任何地方提到神：科学与宗教从此区分开来。在很多个世纪间，《希波克拉底文集》被医生奉为圭臬。

希波克拉底的医学最根本的概念是，人体自然倾向于维持一种稳定的状态。一个健康的人，组成肌体的各种元素之间存在着某种和谐。当平衡被打破之后，人就会生病。而医生的职责就是要恢复肌体的平衡。这种思路直接产生于爱奥尼

第21页卷首插图的细部
《分为四部的希波克拉底文集》的书名页
作者：希波克拉底
吉安塔，威尼斯
1588年，巴黎大学医学和牙科学联合图书馆
这幅十分漂亮的插图是希波克拉底拉丁文和希腊文作品卷首的插图，插图分成很多部分，分别介绍了希波克拉底的生平故事，同时也介绍了古代阿伯和拜占庭文明中的几个医生。不过，插图上一些人物的历史年代和服装的真实性值得商榷。

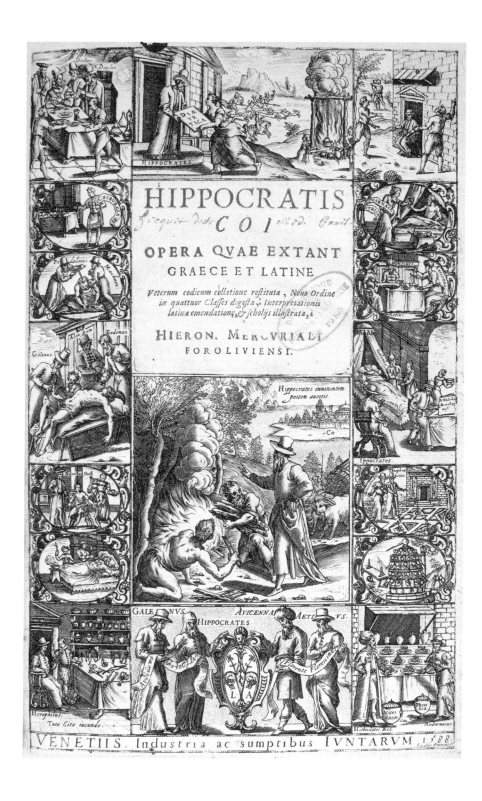

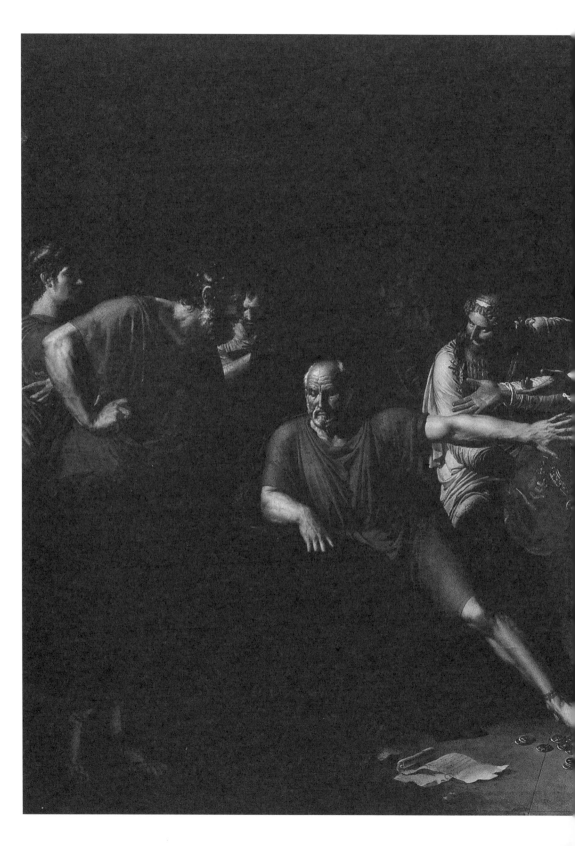

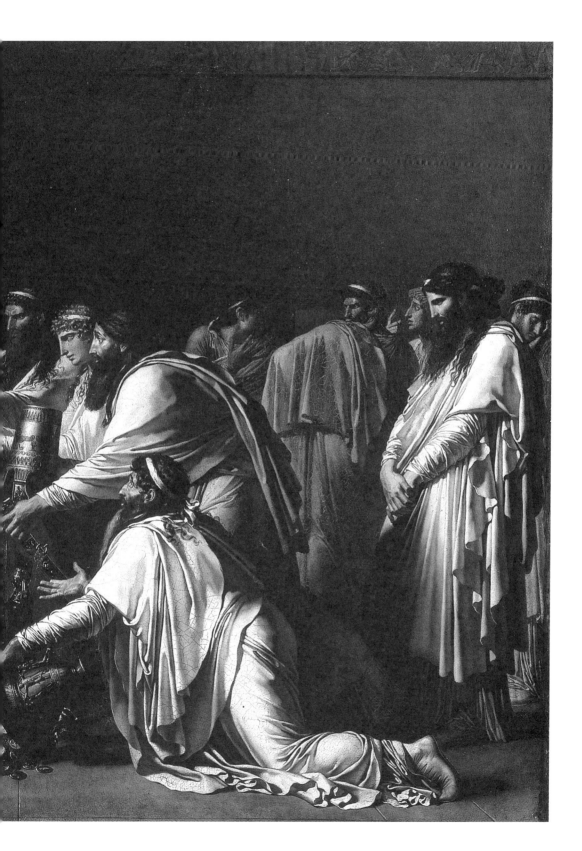

亚人对大自然的新看法。爱奥尼亚人定义了四种元素：火、气、土和水，以及四种品质：热、燥、寒、湿。同样，医生们描述了四种体液：血液、黄胆汁、黑胆汁和黏液。希波克拉底认为，血液来自心脏，黄胆汁来自肝脏，黑胆汁来自脾脏，黏液来自大脑。在产生于心脏的能量，也就是先天之"热"的影响之下，体液在身体中循环、混合。人吃下的食物再产生体液。希波克拉底学派的医生要考虑病人的"体质"，也就是四种体液的平衡，这种平衡决定了病人的特点和个性。有的人是多血质（易怒），有的人是胆汁质（肝火旺），有的人忧郁，有的人则是黏液质（冷淡）……医生们认为，大自然具有建设性的力量，人的身体有自愈的倾向。《疫疠论》提醒说，医生应当"帮助"人的身体，或者至少是不能损害人的身体（primum non nocere）。

在希波克拉底之前，定义疾病并不重要，因为治愈疾病须靠神。自希波克拉底以来，一种疾病会呈现一系列的症状，这些症状产生于一定的原因，也有特别的治疗方法。医生们用临床病例报告的形式，细心地将病症记录下来。为了明确说明由于体液的失衡而产生的症状，医生利用自己的五官：他们记下温度的变化，病人的面容、呼吸、皮肤；他们鉴别病人的尿和血、汗、耳垢、鼻腔黏液、眼泪、咳出物和脓水；他们嗅病人的粪便。因为疾病是由四种体液当中某一种过多引起的，所以所谓治疗，就是将过多的体液"疏导"出去。如果疏导是急性的，那就是"危机"治疗法，如果疏导是逐渐而缓慢的，那就是"和缓"治疗法。体液过多可通过种种治疗方法医治，治疗方法的作用是帮助自然发生作用：催泻药、催吐药、洗浴、热敷（膏药和热敷料）、放血、葡萄酒、软性饮料、休息和平静。医生让胸口的血和脓流出来，引流腹部的流体，在肝部和肾部的脓肿处穿刺，处理痔疮和瘘管……

对于希波克拉底学派的医生来说，解剖学知识仍然是模糊的，可以说他们对人体解剖一无所知。"器官"这个词到了苏格拉底时代才有。人们会把动脉血管和神经、筋腱和筋腱膜混为一谈。气管和动脉血管是一样的。人们还不知道心脏在什么位置。生理学的知识还仅仅局限于四种体液的流动。尽管如此，希波克拉底也是一个杰出的外科医生。他向外科医生们提出了很多劝告：

"好好练习使用每一只手，用两只手一起做各种手术，因为两只手是相似的；你的目的是提高能力、效率、速度，做到无痛和优雅。"

在那个时代，任何人都可以行医，没有人来检查；通过预后的技艺，人们可以清楚地区别有能力的医生和江湖医生。希波克拉底奠定了医生伦理和敬业准则的基础，它们直到今天仍然适用。

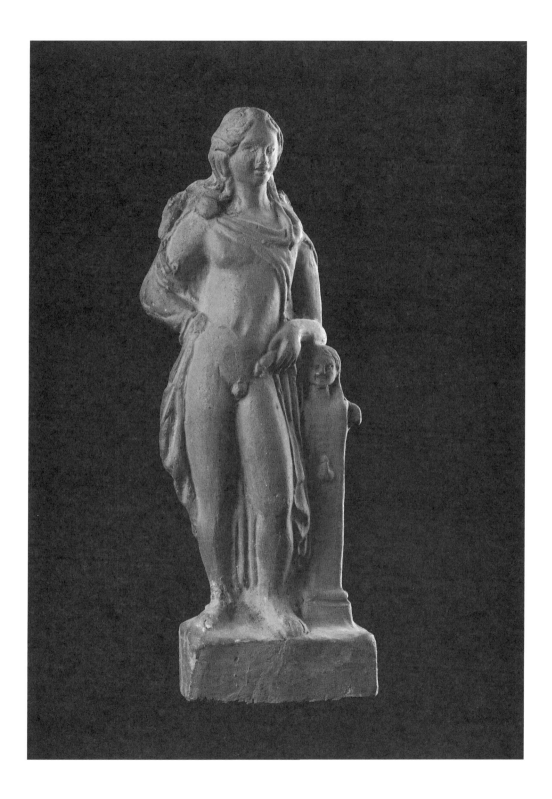

发现人的身体

相面术是不是科学？

伊万·布洛哈尔

一个健壮者的肖像
（罗贝尔·德·马斯米纳？）
罗贝尔·冈班
木版油画，私人收藏
这幅肖像很好地说明了多血
质气质的人长什么模样。

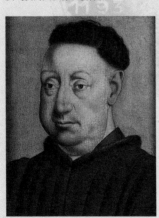

早期出现的相面术

相面术"通过研究体形和姿态，尤其是通过面相来了解人的性格特点"。相面术似乎最早产生于美索不达米亚，且与算命有关联。

在《疫疠论》中，希波克拉底第一次提及"相面术"，他说："如果一个医生事先不好好地审视病人的面相，便不能准确地给病人诊断。"

然而，真正论述相面术的文章，是亚里士多德的《相面术》或者《亚里士多德伪经》。亚里士多德在文章中强调灵魂和肉体之间的密切联系。他认为，心脏是身体和血液的支配者，而"灵魂的活动"是随着血液的流动而动的。因此，一个人的气质决定于他的血液是何种性质。这个人是"热"还是"寒"，是"粗"还是"细"，是"湿"还是"干"，说起话来是"快"还是"慢"，这都对他的气质和外表起着决定性的作用。因此对于希腊人来说，相面术是一门真正的科学，确定了人的性格的类型学。

在古罗马时代，相面术非常盛行。波勒蒙（Polémon）是个很好的演说家，在谴责以弗所的对手时，说他们是"低等的家伙"，是动物（而不是人），是女人（而不是男人），是外国人（而不是希腊人）。盖伦让相面术向前迈进了一大步，使希波克拉底非常珍重的四种体液说成为医学研究的基础之一，并因此拉近了这一学说与医生诊治法之间的关系，因为医生的目的，就是

相面术插图
查理·勒布兰
版画，私人收藏
家畜虽然通常与人有很好的关系，但也象征着无知和愚蠢，比如驴。在《亚里士多德伪经》当中，驴愚蠢而懒惰；在波勒蒙的笔下，驴又傻又笨，而且没有远见；在《拉丁匿名作》当中，驴动作缓慢，没有主动性，精神萎靡。

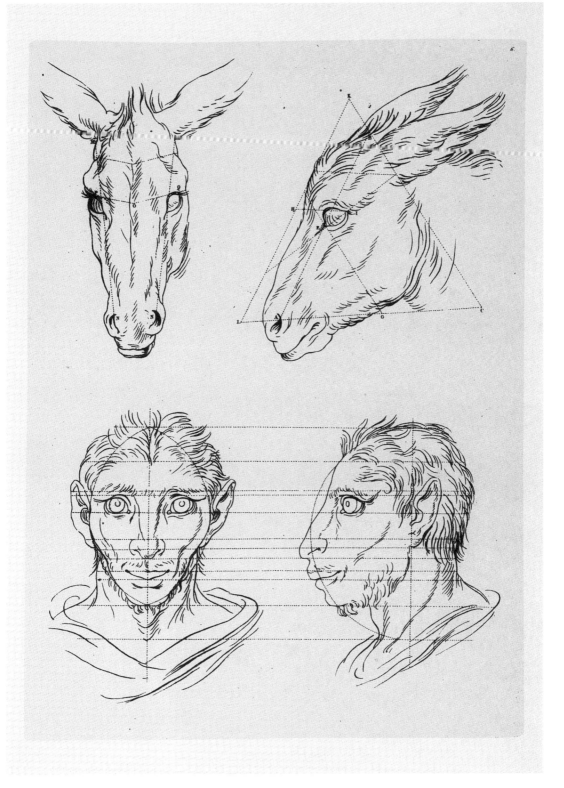

发现人的身体

通过观察症状发现病因。

《拉丁匿名作》或者4世纪阿多蒙修斯（Adomantius）的文章，以及教会神父们的关注，进一步维持了相面术在民间的威望。相面术已经不再只是给人看相算命，而成为一种更好地了解人的本性和习惯的方法，在希腊罗马为大众所接受。通过在文学，而且尤其是在戏剧中的表现，相面术对社会生活产生了影响，古罗马的显贵们便经常让有名的"相面者"（metocostopi）给自己看相。

中世纪和文艺复兴：介于科学和占卜术之间

中世纪早期，西方再次回归巴比伦占卜的传统，人们深信，通过一个人的相貌和表情，可以预见其未来。相反，东方在中世纪时期继承了罗马的遗产。雷扎斯（Rhazès）从很多方面论述了相面术，认为"病理与性格有关系"，而相面术是"与病理相对应的另外一系列迹象，医生和接生者应当了解这些迹象"。阿维森纳则在著名的《医典》中说："通过面相检查，可以揭示特殊的身体或者器官的体质信息，了解病人可能有的健康问题。"

到了13世纪，阿尔戴布朗丁·德·西耶纳（Aldebrandin de Sienne）和米歇尔·斯科特（Michel Scot）使相面术再一次有了医疗的意义。

其后，罗兰·勒斯克里普文（Roland l' Escripvain）最终将相面术与体液学说联系在一起。米歇尔·德·萨沃纳罗尔（Michel de Savonarole）强调说，"身体迹象与灵魂联系在一起，可以让我们了解身体内部隐蔽的部分。"他们创立了一种理论，认为精神对体质具有决定的作用，而血液只是被动地承载着某种"泡沫体液"。将精神和"泡沫体液"组合在一起，可以解释每个人的性格特点和体质。

文艺复兴的前夜，大学里研究医学的人们更加注重身体，而不是灵魂。他们对相面术有不同的看法，有人始终认为相面术是非理性的，但也有的人思想更加开放，认为相面术是一种值得关注的探索途径。

普通科和外科医师科克莱斯（Coclès）是这个问题的关键人物，在波伦亚的专制者吉沃瓦尼·本蒂沃格里奥（Giovanni Bentivoglio）的要求之下，他与几个同事和弟子一起，预测了当时一些重要人物的预期寿命，其中包括法国国王查理八世。虽然他认为手相术和相面术是有联系的，但他还是肯定地说："相面术是一种对人的体液和体质进行检查的办法，可以提供医学信息，不仅让我们了解某个人的人格，也可以了解他的身体状况。"

文艺复兴时期，人们对相面术非常热衷。达·芬奇在绘制的很多图画当中，都曾涉及相面术，随着古代作品一再出版，人们越来越多地从科学上承认了这一点。

男人肖像
高乃依·德·里昂
法国，16世纪
木底油画，私人收藏
只要将某人的肖像画拿给相面术士看，便可以了解这个人的体质；只是肖像画要具有足够的表现力，画得与真人足够相像。

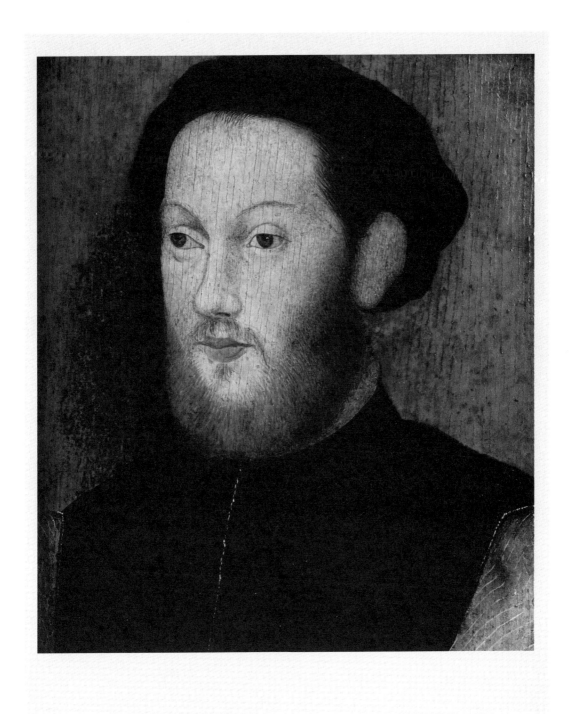

发现人的身体

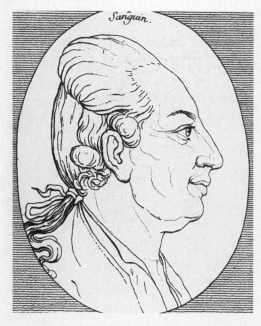

Sanguin.

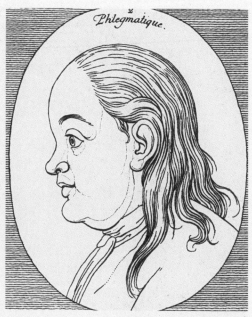

Phlegmatique.

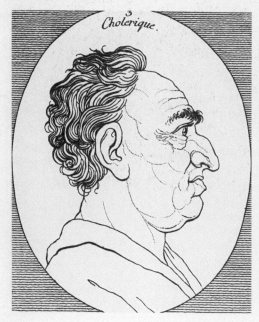

Cholerique.

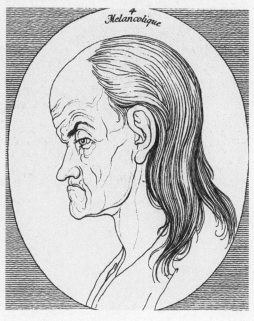

Melancolique.

方法与技艺

相面术士们所使用的第一种方法即解剖学的方法。如果一个人的相貌自然而然地表现出某种情绪，比如愤怒，那么这个人的体质便是易怒体质。人种学的方法是将一个人的性格及其行为，与某个民族或种族系统化的性格和行为进行比较。如果一个高卢人与罗马人相像，那么他的性格和行为便是罗马人的性格和行为。动物学的方法也是一样的，只不过比较的对象不是某个民族或者种族，而是动物。驴代表愚蠢，长得与驴相像的人只能是愚蠢的。

通过相面术的方法，可以观察并辨识某些迹象。无可争议的是，人的面部表现出的情感最为明显。如果想了解一个人的体质，只要把这个人的肖像拿给相面术士分析就行，本人是不需要亲自去的，只是肖像画要具有足够的表现力，画得与真人足够相像！

眼睛是"灵魂的窗户"，在分析时需要特别注意。比如蓝色乃过分干燥所致，可以肯定眼睛发蓝说明这个人不谦虚，具有不忠实的倾向！人的肤色、毛发、步态也可以提供值得注意的情况。如果肩膀太高，则表示这个人爱干蠢事，时运不济，易患病病。如果一个人身体匀称，比例协调，则表明这个人的四种状态——热、寒、干、湿——是协调的，说明其个人为勇敢忠诚之士。

科克莱斯认为，手是"所有器官之母"，但是，若要想看出端倪，手必须是干净的，且病人的情绪不能太激动，还必须空腹。从手也可以看出一个人的未来，在这一点上，相面术与手相术有相似之处。

约阿纳·卡斯帕·拉瓦特（Johann Kaspar Lavater）是神学家，也是诗人，他步 17 世纪的画家查理·勒布兰（Charles Le Brun）的后尘，是个热忱的相面术大师，他说相面术是"科学，是了解联系内外之关系的知识，是不可见之隐藏部分的可见表面"。

在此后一个世纪，相面术的影响仍然很大，得到很多作家的赏识，比如巴尔扎克便利用相面术，从心理和身体上构筑其小说中的一些人物。

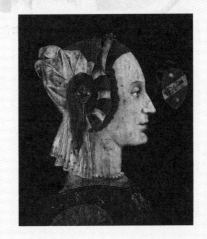

《论相面术》中指出的四种体质
约阿纳·卡斯帕·拉瓦特
海牙，1781—1803 年
巴黎大学医学和牙科学联合图书馆

妇女侧面像
佛罗伦萨画派
15 世纪初
木底丹配拉画法
私人收藏

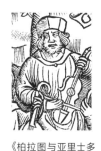

《柏拉图与亚里士多德、盖仑和希波克拉底之和谐》的书名页插图
辛弗里安·尚皮埃约多库斯·巴迪尤斯
巴黎，1516年
巴黎大学医学和牙科学联合图书馆
第49页局部

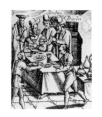

《分为四部的希波克拉底文集》的书名页插图
希波克拉底
吉安塔，威尼斯
1588年
巴黎大学医学和牙科学联合图书馆
第27页局部

对人体的第一次探索

人体解剖是禁忌，所以希腊人只能通过对动物进行观察，得到关于人体的一些十分有限的观念。但有一个例外：阿格里真托的恩培多克勒（Empédocle d'Agrigente）在公元前450年解剖过胎儿，这本不在受限之列，因为胎儿还没有出生，还算不上是人。公元400年，克洛托内的阿尔克梅翁（Alcmion de Crotone）似乎能区分动脉和静脉，并观察了大脑、感觉器官以及作为神经源头的骨髓。德谟克利特、克拉佐美尼的阿那克萨戈拉（Anaxagore de Cléomène）、阿波罗尼亚的第欧根尼（Diogène d'Apollonie）研究神经系统和血液循环时使用的概念是错误的，因为他们没有解剖过人体。柏拉图在《提迈欧》当中阐述了对解剖学和生理学的观念，但是他的理论与现实相去甚远。

第一个真正的解剖学家是亚里士多德。亚里士多德出生于色雷斯的斯塔吉拉，是柏拉图的学生，亚历山大的家庭教师。他在阿波罗神庙所在的学园创造了著名的逍遥学派。他著作颇丰，其中包括《动物史》——第一部比较解剖学论著，为后来的分析学打下了基础。虽然亚里士多德是一个伟大的博物学家和哲学巨擘，是解剖学和比较生理学之父，但他却是一个蹩脚的解剖学家，因为他的理论都是根据对动物的观察，从理论上推导出来的。他认为大脑里没有血液，认为心脏有三个腔室，是灵魂的居所，也是血液的源泉，身体内部的"热"和"气"使心脏的血液活跃起来。公元前322年，他死于流放中的优俾亚岛卡尔西斯，时年六十三岁。他的继承者是埃雷塞的狄奥弗拉斯特（Théophraste d'Erèse）以及后来的兰萨库斯的斯特拉冬（Straton de Lampsaque）。斯特拉冬后来成了托勒密二世（Ptolémée Philadelphe）的家庭教师，而托勒密二世正是允许解剖尸体的法老王。不了解解剖学，对于医生来说，是个极大的缺憾！不探索病痛的身体，怎么能够理解病理呢？

赫洛菲勒与埃拉西斯特拉图斯

对人体最早的探索发生在亚历山大也许并不是偶然的。那是亚历山大大帝在公元前331年建立的一座城市。在几年的时间里，托勒密王朝便将尼罗河三角洲一个贫穷的小渔村，改造成了富足的大都市。面向地中海的亚历山大正处在亚洲和非洲的交汇处，母亲河尼罗河上有船只来自上埃及。希腊的法老建造了作为世界七大奇迹之一的尼罗河灯塔，灯塔上的灯光象征性地辐射地中海的整个周边。坐落在市中心王宫里的"莫塞翁"（博物馆）及其图书馆吸引了古代世界最伟大的学者，亚历山大大帝用香料处理过的遗体便躺在不远处的人形金棺中。

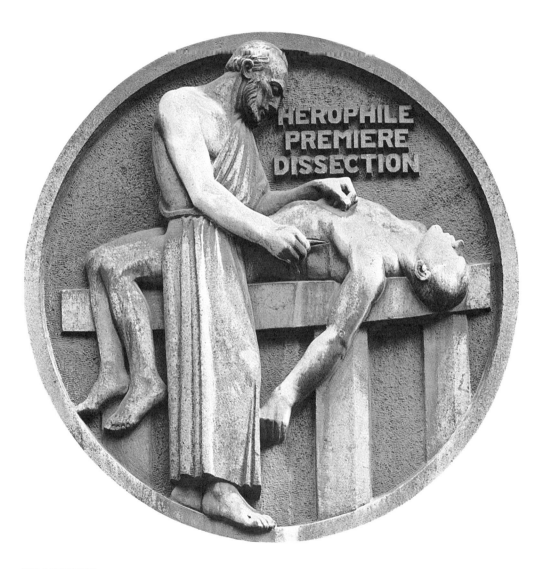

徽章上的赫洛菲勒
第一次尸体解剖
弗朗索瓦·保尔·尼
克洛斯

在这座城市，希腊的新科学与古埃及的千年文化相遇了。古埃及文化发展了杰出的医学和药典，产生了用香料处理尸体的仪式。新的希腊法老王托勒密与医生和用香料处理尸体的技师关系密切，在半个世纪的时间里，他允许解剖人的尸体，而在古代世纪的其他地方，这是被完全禁止的。于是医生亲眼看到了人体的各种器官——当时人们称之为"尸体解剖"（autopsie）。

解剖学和生理学的创立者是亚历山大的两个医生——赫洛菲勒（Hérophile）和埃拉西斯特拉图斯（Érasistrate）。他们是天才，加上利用有利的条件，在几十年的时间里取得了很大的突破，其成就已经十分接近 15 个世纪之后文艺复兴时期的发现。

赫洛菲勒大约于公元前 331 年出生在比提尼亚的卡凯东一个与医生联姻的家庭。他先在科斯岛学习，后来又在尼多斯海角学习，最后来到亚历山大，师从克里西普（Chrysippe）和普拉克萨戈拉斯（Praxagoras）。普拉克萨戈拉斯是第一个区分动脉和静脉的人，他将直接从用香料处理尸体的技师那里得来的一些基本的解剖学概念灌输给了赫洛菲勒。医生们得到托勒密的批准解剖尸体，从而可以观察人体的器官。他们从身体里取出大脑、心脏、肺和神秘的肠子。赫洛菲勒是一个不同寻常的实验者，首先他对神经系统的研究成效卓著，他详细地描述了大脑，比如脑回和脑内的空腔，浸在如清泉一般的清亮液体中的脑室，包裹并保护着脑髓的蛛网状的脑脊膜，颅骨上的窦道——其中有著名的赫洛菲勒"压板"——位于大脑和脊髓之间、好比躲在一顶帐篷之下的小脑掌管着人的感觉，很多颅脑神经和脊柱神经由此发源。他发现了脑室，并在第四个脑室中发现了"写翻"（calamum scriptorium），认为它是控制手的神经居所。他区别对疼痛做出反应的感觉神经和主导有意识运动的运动神经。瘫痪是由于失去了神经的支配。人的猝死是由于心脏的瘫痪。他详细地描述了眼睛、眼膜和光神经。他和阿尔克梅翁（Alcméon，公元前 500 年）最早承认大脑是思想和灵魂居所，这一认识与古埃及人和亚里士多德的认识相反。他还描述了大部分内脏和男女生殖器官。他指出，手腕上的脉搏是与心脏的跳动相应的，而且动脉血管中有血液，这也与普拉克萨戈拉斯的说法相反，普拉克萨戈拉斯认为动脉管中是空气。他用一个小小的漏壶，说明脉搏的节奏会随着人用力、休息、生病、年龄、性别或者病人的气质而变化。他渴望了解一切，对胎儿的解剖也有兴趣，这和恩培多克勒一样。他深信疾病是由于"体液"失衡所致，认为呼吸是一种机械现象，是肺的"收缩"和"舒张"引起的。赫洛菲勒还是一个出色的医生。据说他说过这样的话："首先，医生应当知道自己的能力极限，因为，只有能够区别可能和不可能的人，才是一个完美的医生。"赫洛菲勒有着不可遏制的好奇心，会毫不犹豫地解剖某些病人的遗体，弄明白病人为什么会死。这是一种很有创新意义的做法，到了 17 世纪，这种做法才得以恢复。我们可以认为他是"病理解剖学"的发明人。赫洛菲勒写过好几部作品，包括一部解剖学的论著，一篇关于脉搏的手册，一些关于治疗疾病的书，一本关于助产术的论著，一些对希波克拉底的预后和名言的述评，甚至还写过一本关于所谓"上帝之手"的草药的书。

埃拉西斯特拉图斯与赫洛菲勒同时代，并与之平分名医的秋色。他公元前310 年出生于科斯岛，是克里西普和狄奥弗拉斯特的学生，在亚里士多德之后成了学园的领军人物。他走遍希腊游学，当了医生之后，先在叙利亚叙拉古一世尼加托尔的王宫任职，后来利用托勒密王朝对他的好感，在亚历山大定居。他是个悬壶济世的名医，愿意为病人献身，研究过热病、放血、吐血、积液、瘫痪、腹腔症、中毒、治疗方法，甚至还研究过营养学。然而，他的名声尤其来自于他的解剖学和生理学研究。他对人的大脑和动物的大脑进行了比较，描写了大脑的沟回，他认为，沟回的多少与人的聪明程度有关。他认为小脑和球体是灵魂的居所。他也能区别驱动神经和感觉神经。他从大脑开始跟踪神经的走向，一直到神经的末端——这些神经传导着在大脑中产生的"神经精神"。不过，他之所以声名卓著，还因为他对心血管系统的研究。在他看来，心脏像是一个泵站，静脉和动脉血管都汇集于此。他还对这些血管做出了描述，尤其是腔静脉和"人们误认为是静脉"的肺动脉。他发现心脏三尖瓣和主动脉里的血液只能单向流动。他和所有同时代的人一样，认为血液是通过食物在肝脏中制造的，然后再通过腔静脉输送到各个器官，也输送到右侧心脏，以通过肺动脉冲洗肺部，这是发现"肺小循环"的一个阶段。但是他与同时代的人一样，认为动脉中充满了一种特别的气，他称之为"普纽玛"。这种特殊的气通过心脏，被分配到所有的器官。果若如此，那怎么解释上述动脉管中会流出大量的血呢？他解释说，那是因为在切开动脉管时，"普纽玛"漏泄所导致的，"普纽玛"一漏，会产生真空，真空通过看不见的接合，从静脉血管中将血液吸进了动脉管。埃拉西斯特拉图斯也解剖过病人的尸体，并注意到血液过剩对心脏、经脉和消化器官会产生有害作用。他写了九本书，今天这些书已经不传于世，我们只能从后人的引述中略知其一二。因为塞尔斯（Celse）、普林尼（Pline）和盖仑都从很大程度上受埃拉西斯特拉图斯的启发。埃拉西斯特拉图斯最后死于距爱奥尼亚不远的萨莫斯岛。

由于赫洛菲勒和埃拉西斯特拉图斯名声卓著，很多来自地中海盆地的学生都被吸引到亚历山大。1 世纪用拉丁文写作的希吉纽斯（Hyginius）转述了阿尼奥迪斯（Agnotice）的传奇故事。阿尼奥迪斯是一个年轻的贵族妇女，想成为接生的医生，而这一职业在雅典是禁止妇女和奴隶从事的。阿尼奥迪斯对这种规定感到愤慨，便假扮男装，化名米尔梯亚德。她剪了头发，穿上男装，动身去亚历山大师从赫洛菲勒，因为赫洛菲勒在助产术方面名闻遐迩。她在亚历山大学习成

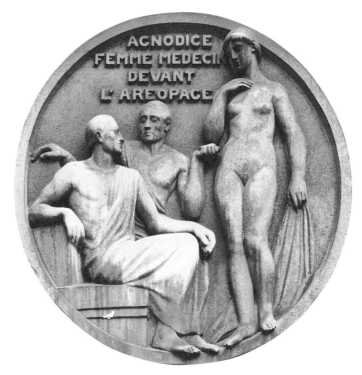

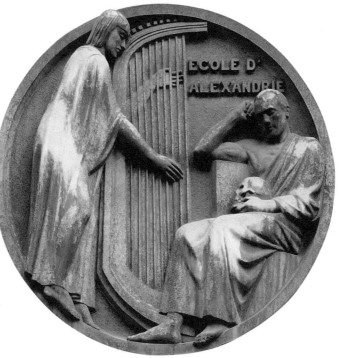

阿尼奥迪斯在
雅典刑事法庭
上受审时的徽章
弗朗索瓦·保尔·
尼克洛斯
亚历山大医学院的
徽章
弗朗索瓦·保尔·
尼克洛斯

绩非常好，学成之后回雅典为人治病并接生。她医术高超，成为家喻户晓的名医，也招惹了一些人的嫉妒。一些同行刻毒地将她告上雅典的刑事法庭，说她引诱和奸淫让她治病的已婚妇女。为了替自己辩护，阿尼奥迪斯披露了自己的性别。妇女从医是违法的，而且要被判死罪。在法庭上，气愤的人们拥护她，支持她。最终法官不得不判她无罪，并允许她在雅典行医。雅典的法律因此而改变，从此妇女也可以行医。

有人怀疑亚历山大的解剖学家们解剖托勒密·费拉德尔弗（Ptolemée Philadelphe）提供的死刑犯活体，因而他们的名声受损。在 2 世纪，希腊享乐主义的作者塞尔斯为这事辩护说："应当赞赏赫洛菲勒和埃拉西斯特拉图斯的行为，他们解剖了从国王那里得到的死刑犯活体，在活人身上终于认识了大自然隐藏着的东西 [……]。因此，通过少数罪犯的痛苦来了解医学知识，以在各个时代为保护无数的清白人而效力，这根本不能算残暴的行径。"同一个时期，一个基督教徒德尔图良（Tertullien）却谴责"这个医生 [赫洛菲勒]，或者说这个刽子手，他为了解自然，肢解了无数的活人，将近六百人，为了解人，他憎恨人，可是尽管如此，他对人体并没有更深入的了解……"亚历山大人的某些发现，比如对运动神经和感觉神经的发现，动脉中有血液，等等，说明这些可怕的指责不是空穴来风……尽管如此，亚历山大的解剖学家们在整个古代时期还是名闻遐迩。当时人们的确都爱看被宰割的活人，人们看着古罗马的斗士在竞技场互相残杀而鼓掌，在行刑的时候，有些倒霉的家伙被砍头、被活剥、被五马分尸、被阉割，或者干脆被扔给饥饿的野兽去撕咬时，都有人跑去看热闹。

这种追求科学进步的做法违背希波克拉底医学的伦理原则。五十多年之后，在宗教界的压力之下，亚历山大禁止了尸体解剖，宗教界认为人的尸体也是神圣的。在此后的五个世纪期间，古代的医学知识再没有什么发展，一直到盖仑时代。

希波克拉底之后的希腊医学

在希波克拉底之后，出现了很多医学宗派，有教条宗、方法宗、气说宗、折中宗……各个宗派的学说都很玄妙，且常常与内部的争执有关。

"神圣的老头"或"医学之父"的遗产首先由儿子忒萨洛斯（Thessalos）和德拉龚（Dracon）及其女婿波利伯（Polybe）所继承，他们创建了第一个教条宗的学校，称为"希波克拉底学校"。这所学校的弟子们忠诚于科斯岛医校的原则，尤其是"普纽玛"的理论。弟子当中包括柏拉图、阿波罗纽斯（Apolonios）、德西普斯（Dexippos）、普拉克萨戈拉斯（Praxagoras）、菲利斯蒂翁（Philistion）、狄俄克勒斯（Dioclès）。他们将希波克拉底的理论与使

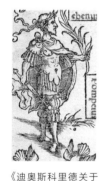

《迪奥斯科里德关于草药和药材的八卷本文集》一书的标题页（局部）
迪奥斯科里德、让·鲁埃尔（翻译）
约阿纳·肖特
斯特拉斯堡，1529 年
巴黎大学医学和牙科学联合图书馆

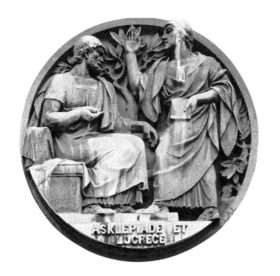

阿斯克勒皮亚德
和卢克莱修的徽章
路易·勒热纳

《迪奥斯科里德关于
草药和药材的八卷本
文集》标题页（局部）
迪奥斯科里德、让·鲁
埃尔
约阿纳·肖特
斯特拉斯堡，1529 年
巴黎大学医学和牙科
学联合图书馆
本书是由让·鲁埃尔
翻译的拉丁文版本。
在雕刻这幅由多个图
画拼成的标题页插图
时，木版雕刻者主
要是受到了普林尼的
《自然历史》的启
发。

用演绎论证的西里西亚学派的理论结合起来，以得出治疗的结论。如果这种方法的前提是错误的或者是值得商榷的，那其结果也就很成问题了。在公元前 270 到前 220 年之间，亚历山大出现了"经验学派"，这一学派经历了三个世纪的发展，其代表人物是塞拉皮翁（Sérapion）和费利诺斯（Philonos de Cos）；费利诺斯是赫洛菲勒的学生。经验宗的医生和教条宗相反，主张注重实效。他们彻底破除了充斥在医学中的一切理论和哲学思考，只注重个人通过相似性原则进行的观察，认为只有通过观察，才能够发现还不为人所知的病。这也是希波克拉底的观念。在治疗疾病的时候，他们甚至对解剖知识提出质疑。

希腊医学的中心渐渐从亚历山大转到了帝国的首都罗马，此时帝国已征服了地中海沿岸，希腊语仍然是传播科学知识的语言。当时，城里的老百姓生病只能任由民间的医生摆布，而这些医生很多都是庸医，他们有的有学问，有的干脆就是白痴，且常常是些外国人。的确，罗马人看不起医学，只有奴隶以及希腊和犹太的侨民才行医。最早的希腊医生于公元前 3 世纪末来到罗马，给角斗士、士兵疗伤，后来又给罗马的贵族看病。公元前 2 世纪初，有几个希腊的医生名声鹊起，比如阿帕美的阿基吉纳（Archigène d'Apamée）和以弗索的鲁弗斯（Rufus d'Ephèse）。在继之而来的一个世纪，由于两个人物，也就是阿斯克勒庇俄斯（Asclépiade）和迪奥斯科里德（Dioscoride），希腊医学在罗马发生了飞跃。

阿斯克勒庇俄斯创立了"方法宗"学派。阿斯克勒庇俄斯公元前 124 年出生于比提尼的普鲁兹，在雅典和亚历山大受过扎实的医学教育，于公元前 91 年定居在罗马庞培的行省总督府。他对医学有创新的观念，从而获得了很大的声誉，

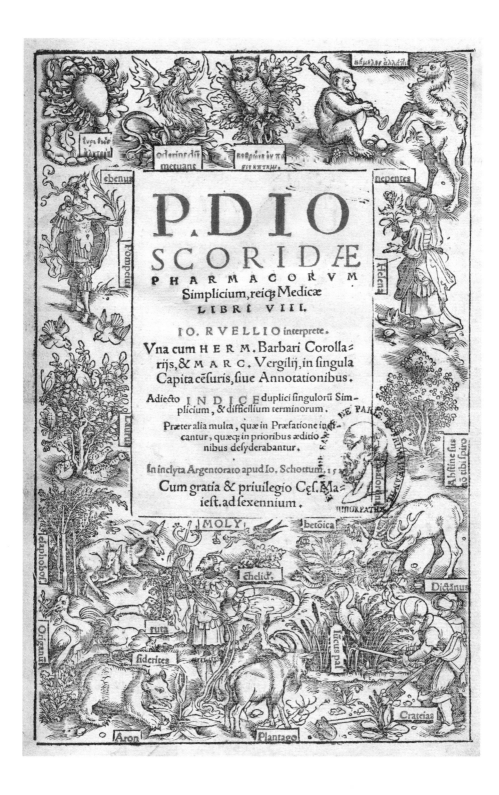

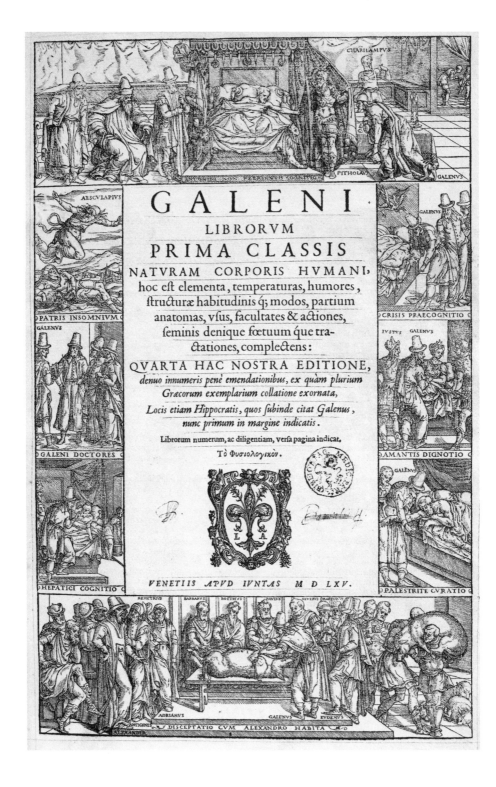

西医的故事

与一些大人物交往甚密，比如马可·安东尼（Marc Antoine）、西塞罗（Cicéron）、克拉苏（Crassus）、米特拉达蒂（Mithridate）。他与得意弟子，诗人卢克莱修一起，出色地对原子理论进行了解释。他重新接过伊壁鸠鲁和希拉克利德的原子学说，认为人的身体是由原子形成的物质组成的，原子在通道和细孔当中不停地运动。空气原子通过呼吸进入人的肌体。灵魂原子是光滑、圆润和细小的，而其他原子则形状各异——有四方的、椭圆的或者三角的。人的身体健康是由于原子通过细孔运动正常。除了这一理论之外，阿斯克勒庇俄斯还将观察摆在非常重要的地位上，并根据病情的发展给疾病分类。他认为疯狂和癫痫的根源在脑子。他写过二十几本书，主要以生理学为主。

从公元 1 世纪开始，各种教条宗的学派仍然不断出现。阿达勒亚的阿特纳奥斯（Athénée d'Attaléia）创立了普纽玛学派，信奉教条，以斯多葛派的学说为基础。这一学派认为，疾病是由于普纽玛在某个器官集聚得太多，无法自由循环所致。斯巴达的阿格顿（Agathon de Sparte）折中派认为，疾病的发生都有明显的原因，但也与一系列隐藏的因素联系在一起，他们对这些因素进行了巧妙的分类。他们区分因元素"失调"使器官受到损害而表现出的症状。公元 2 世纪，这一学派在罗马最有名的代表是希腊人阿帕美的阿基吉纳（Archigène d'Apamée）。罗马另一个知名的希腊医生是哲学家塞尔斯（Celse）。塞尔斯是个无所不知的人，著有《真正的话语》（Discours véritable）。此书写于 178 年，编纂了自希波克拉底以来所有的医学知识。

迪奥斯科里德（Dioscoride）则有着特别的地位。他出生于土耳其南部西里西亚的阿纳扎巴（Anazarba），以熟知草药的治疗效果而著称。他是尼禄（Néron）的军医，在职业生涯中多次周游各地，从而获得了有关各地植物的宝贵知识。他用希腊文写过一本药用植物学专著，题为《药物志》（De materia medica），为世人所称道。他在书中描写了一千六百多种药物，有植物的、矿物的或者动物的。这本集大成的作品综合了当时所有的药学概念，受到希腊人、拉丁人以及阿拉伯人广泛传播和评述。文艺复兴时期，这部著作在意大利成了阿拉伯医学和中世纪西方医学的主要源泉。

盖仑

克洛德·盖仑将在公元 2 世纪点燃医学进步的最后几簇火焰，此后医学这门科学将沉睡千年。盖仑主张观察和实验，使医学重新走上了进步之路。他主张，要想了解病理，要想有效地治疗病人，就必须准确地了解人体的结构。

盖仑 130 年出生于贝加玛（Pergame），那里是离爱琴海边不远的凯科斯

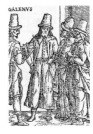

谷地一座繁荣的爱奥尼亚城市。由于埃及纸莎草价格昂贵，这里的人们发明了"羊皮纸"（羊皮纸的希腊文是 pergamênê，也就是"贝加玛之皮"的意思），将动物的皮革制备成写字的"纸"，用以成书（也就是所谓"查塔坡噶米纳"）。在盖仑的时代，贝加玛是知识的中心，希腊文化在罗马的庇护之下正如花似锦，有很多大型建筑，大祭坛、亚雅娜神庙、体育场馆，图书馆收藏有二十万册图书，堪与亚历山大的图书馆媲美。盖仑（希腊文是 galenos，意思是"平静而泰然"）的家境极好，其父亲尼龚（Nikon）是个知名的建筑师。父亲亲自教他，一直到他十四岁，然后送他去哲学学校学习了三年。盖仑在很年轻的时候便开始学医。他在贝加玛、士麦那（Smyrne）、科林斯（Corinthe）学习了四年，后于 152 年出发去了亚历山大，在著名的医术学校里学习五年。他耳濡目染地沉浸在受到赫洛菲勒和埃拉西斯特拉图斯启发的解剖学和生理学当中，并研究了罗马人马利纽斯（Marinus）在 1 世纪所写的第一套二十来本解剖学专著。158 年，他回到贝加玛，当了竞技场角斗士的疗伤医生。他给伤者检查血如泉涌、大大咧开的伤口，查看病人的心跳、血管的搏动，检查腹部受伤者流出来的肠子。三十二岁时，他决定去罗马，作为首都，罗马当时有一百万人口。他医术高明，具有超凡的人格魅力，在各大医学宗派注册的两千多名医生当中，很快便崭露头角。他的名声也为他招来了一些对头，使他不得不于 164 年回到贝加玛。169 年，马尔库斯 - 奥勒利乌斯 - 安托尼努斯皇帝（Marc-Aurèle）将盖仑召回罗马，当了他儿子康莫德斯的医生。他在罗马一直生活到 201 年去世，享年七十岁。

盖仑继承了希腊的活力论传统。这一传统认为，人天生便有一种精神本质，是生命的本源。宇宙中到处都存在"普纽玛"，而普纽玛是一种无物无形之"精"。普纽玛和空气一样，被吸入肺部，再到心脏的左边部分，再到动脉；动脉之所以搏动，就是因为普纽玛规则地膨胀所致。因此，动脉中所流淌着的，不是血液，而是普纽玛，静脉中流动的才是血液。人的肌体的基础元素，是四种体液，而体液是通过消化食物，由心脏所产生的天生的"热"以及来自外部的普纽玛形成的。盖仑继承了科斯学派的学说，却又把医学的观察和实验推向了极致。他观察、实验、记录结果，凡是五官无法验证的，一概被他否弃。因此，他的医学方法是建立在临床观察、生理实验和解剖实践的基础上的。由于古代禁止尸体解剖，他便解剖动物，尤其是猴子和猪，从而在解剖学上获得了重大发现。但是，由于他从来没有解剖过人体，他的解剖学知识是根据对动物的观察结果，向人体推导出来的，对角斗士的观察只是提供了补充。

盖仑对科学做出了真正的贡献，指出动脉中流动的是血。他在活的动物身上做实验，通过结扎，隔离出一段段的动脉管，使这些动脉管与静脉系统不再有任何联系。在将隔离的动脉管切开时，有血液从中流出。他还证明，动脉的搏动是

Symphonia Plato

nis cum Aristotele: & Galeni cũ Hippocrate D. Sympho=
riani Chãperij. Hippocratica philosophia eiusdem.
Platonica medicina de duplici mundo:cum eiusdẽ scholijs.
Speculum medicinale platonicum:& apologia literarũ hu=
maniorum.

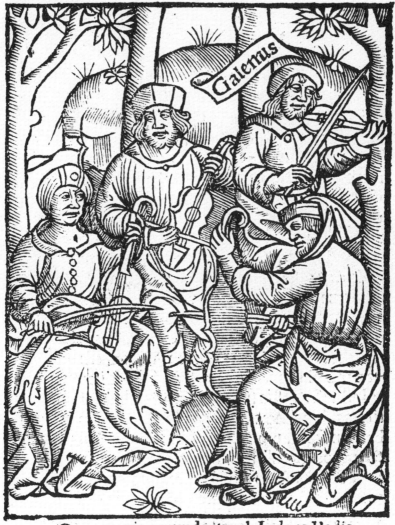

Quæ omnia vęnundantur ab Iodoco Badio.

心脏跳动导致的，而不是普纽玛有规则的膨胀。当他把狗腿上一根大的动脉管结扎之后，脉搏便消失了。将结扎除掉，脉搏再次出现。正如赫洛菲勒在他之前所证明的那样，心脏是脉搏跳动的源头。这说明了动脉管中流淌的是血，由血液输送普纽玛。肝脏中产生的血液浸润着周围的组织。为了让普纽玛能够到达静脉管，他假设心室间的隔膜是有孔隙的。这种错误的认识持续了很久。

很多解剖学和生理学的发现皆可归功于盖仑，尤其是横隔膜和胸壁在呼吸中的作用，或者产生尿液的是肾脏，而非膀胱。切断神经或者脊髓会导致瘫痪，使他明白了运动神经的作用。他还指出，神经发源于大脑，人是通过喉神经才能够说话的。

盖仑提出一个概念，认为人体是由三个基本的器官组成的：心脏、大脑和肝脏，组成三大基本器官的成分是四种体液、天生的"热"和普纽玛。在盖仑的系统当中，肝脏通过消化食物制造血液，使普纽玛变成"植物性"的或者具有养育作用的物质，浸润四周的组织。来到大脑之后，普纽玛通过"毛细管网"，转变成精神普纽玛。盖仑在动物的颅骨基部发现了一团交织在一起的血管，认为大脑的沟回是用来减缓普纽玛到达大脑的速度的，也为精神普纽玛的转变提供了方便。静脉管输送具有养育作用的血液，而动脉管则输送与生命攸关的普纽玛，神经输送精神普纽玛，使组织得以运动，并具有感觉。要等到好几个世纪之后，人们才发现，人体内既没有普纽玛，没有天生的热，也没有毛细管网！盖仑将疾病分为三类：体液病、组织病和器官病。他和老师一样，对很多简单或者复合制剂的疗效怀有极大信任。他利用很多草药给人治病。直到今天，人们仍然称那些非化学的药物为"盖仑药"。

盖仑留下了大量作品，有八开本的整整二十二卷之巨。我们从他的文章中依稀可以看出，他有些自恋，且十分狂妄，盛气凌人地提出解释很多自然秘密的"真理"，而且认为他提出的这些真理是最终的真理：

> 谁想通过行动，而不仅仅是通过学者的话语来得到光荣，那就不用费别的力气，只要了解我在一生当中通过认真研究而发现的一切。

然而，盖仑的缺点是他认为，哲学思辨和逻辑与他主张的确切观察具有一样的价值。这个首倡实验方法的人留下的鸿篇巨著为经院学派开创了道路，经院派将学习医学简化为阐释盖仑的学说，从而变成了进步的重大障碍。直到 16 世纪之前，贝加玛的大师所说过的话就是一切。

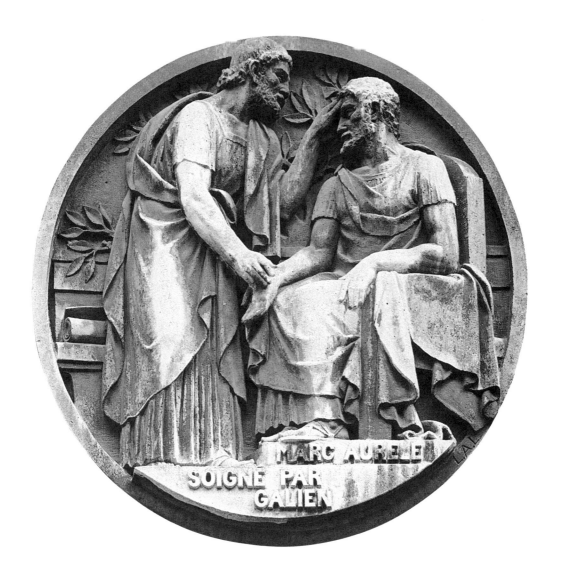

盖仑为马尔库斯－奥
勒利乌斯－安托尼
努斯皇帝治病的徽章
路易·勒热纳

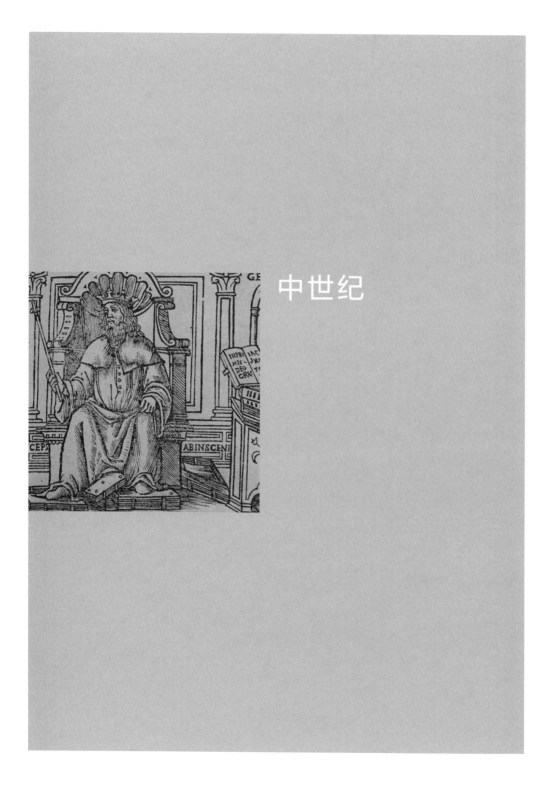

中世纪

阿维罗伊的徽章
马塞尔·高蒙

科学在西方的消失以及知识传播

没落的罗马帝国虽然政治上经历着动荡，但盖仑的医学先是在罗马，后又在拜占庭得以苟延残喘。392 年，狄奥多西皇帝（Théodose）将基督教立为国教，之后不久罗马便于 476 年崩溃。原教旨主义的基督徒强制推行他们的教条，抛弃了科学，战争和宗教冲突耗尽了人们的气力。宗教战胜了理性，迷信压倒了理性的思想，人们进入了漫长的黑夜。祈祷和圣水代替了不信教的希波克拉底和盖仑。医学变成了慈善的行为，一种怜悯的实践。从 5 世纪开始，野蛮的浪潮终于将希腊遗产冲刷得干干净净，希腊医学在其后的几个世纪里完全被人们遗忘了。

基督教思想家毫不迟疑地抛弃了古代遗产。4 世纪和 5 世纪的"教廷法"说得再清楚不过了："你想了解历史吗？那就去看列王记；想学演说，那就去看传道书；想要抒情吗？那就看诗篇；想了解宇宙学、法律和道德？那就看上帝光荣的律法。"根本没有希腊哲学家和学者的地位。皮埃尔·达米安（Pierre Damien）毫不犹豫地说："柏拉图？我唾弃他；毕达哥拉斯？我轻视他；欧几里得？我也同样请他走开，所有的修辞学家和他们的三段论都给我滚开吧。一个好的图书馆应该有圣经、新约全书、神父们和一些虔诚作者的书，这就足够了。"

虽然如此，有些博学家，常常还是宗教人士——在无知的世界，他们是绝无仅有的文人——还是试图保存希腊遗产。当时有作为的是翻译，是编纂图书的人和其他编辑图书摘要的人。弃教的尤利安皇帝（Julien l'Apostat）要贝加玛的奥利巴斯（Oribase de Pergame）将盖仑的文章编辑成七十卷书。在罗马，波埃修（Boèce）将古代一些重要的科学和哲学文章译成拉丁文，一些译本直到 12 世纪仍然是供参考的重要文本。阿米得的埃提乌斯（Aetius d'Amide）、特拉尔的亚历山大（Alexandre de Tralles）翻译了希波克拉底、盖仑和迪奥斯科里德的作品。意大利、西班牙、拜占庭的埃及、英国、爱尔兰都出现了抵抗中心。在拉提姆（Latium），由圣贝努阿于 529 年创立的蒙卡辛修道院和卡拉布里亚的维瓦利约隐修院成为西方科学复兴的前哨。卡西奥多尔（Cassiodore）在这里写了一本世俗科学的真正的百科全书，供僧侣们使用。安达卢西亚、还有其他的文化中心，塞维尔的主教伊西朵（Isidore）便与英国雅鲁修道院的"可尊敬的比德"（Bède le Vénérable），在爱尔兰编了一本百科全书式的作品，将当时在野蛮的入侵中幸免于难的科学知识编辑在一起……

在东方，希腊遗产在基督教的埃及、亚历山大被保存了下来，亚历山大维系了希腊的科学，并吸引着学生和学者，尤其是在医学领域。艾纳的保罗（Paul d'Egine, 死于 690 年）将盖仑的文章编成七卷医学著作，成为重要参

《阿维森纳医典》
阿维森纳
奥·斯科特，威尼斯
1520/1522 年
巴黎大学医学和牙科学联合图书馆

考书。在拜占庭的叙利亚，在贸易通道的交叉口上，在萨桑的波斯帝国边境线上，一些学派在修道院中发展了起来，一些城市成了知识的中心，比如安塔基亚（Antioche）、埃德萨（Edesse）、卡尔莱（Harran）、尼昔比斯（Nisibe）、凯内什（Quennesché）和拉斯埃尔阿因（Ras el-Ain），一些深受古希腊文化影响的雅各比派和聂斯托里派的基督徒便生活在这些城市里。雅各比派的基督徒将盖仑和希波克拉底的作品译成叙利亚语。在 7 世纪的阿拉伯入侵期间，他们让阿拉伯人知道了亚里士多德的思想。

宗教的偏执使得学者和医生逃离了叙利亚和拜占庭。439 年，以弗所的宗教评议会谴责了聂斯托里派的学说，并关闭了埃德萨的学校。后来，到了 529 年，查士丁尼大帝下令关闭拜占庭的柏拉图学园和"异教徒"的学校，导致哲学家、学者和医生逃离，这些人带着珍贵的手稿躲到了根迪沙普尔（Gundishapur），这是波斯西部的一座城市，离现在的阿赫拉兹（Ahraz）不远。萨桑王朝的波斯继承了居鲁士和大流士创建的阿契美尼德王朝，在 2 世纪和 651 年阿拉伯征服之间，经历了黄金时代。波斯有些信奉琐罗亚斯德教的开明皇帝，比如库斯老一世阿诺夏凡（Khosr Ier Anocharvan, 531-579），热情欢迎希腊的学者和医生。希腊的学者和医生将根迪沙普尔变成了科学和医学思想的中心，像当时的科斯和亚历山大一样重要。波斯的皇帝们将叙利亚、希腊和印度的遗产在根迪沙普尔融合在一起，并组织将希腊的图书译成帕拉维语。7 世纪时，这种状况彻底结束，很多医生离开这座城市，到巴格达去安身立命。

雷扎斯的徽章
马塞尔·高蒙

阿拉伯入侵

阿拉伯的征服自从亚历山大大大帝以来第一次打破了经常是互相敌对的大国之间的边界，从美索不达米亚、波斯和印度一直到埃及、马格里布和西班牙。这一大片地区只有一种宗教，一种语言。征服者强迫被征服的民族接受阿拉伯语，阿拉伯语代替了柏柏尔语、拉丁语，尤其是代替了叙利亚语和科普特语。被代替的语言只有在举行礼拜仪式的时候才会用到。征服者容忍被征服民族的习俗，并尊重犹太教徒和基督徒，认为这些人是"圣书上提到的人"。阿拉伯人为希腊—拉丁的文明而着迷，因此可以说，伊斯兰创造了杰出的穆斯林文明，科学和医学在这种新的文明当中从 8 世纪到 14 世纪期间发展得如花似锦。除了对科学的尊重、统一的语言之外，中国人于 751 年发明造纸术。造纸术将促进知识的传播，一直到 15 世纪印刷术的发现。

阿拉伯科学的黄金时期与继乌梅亚德王朝而建立的最早的阿拔斯王朝同时代。哈里发曼苏尔（al-Mansur）和他的儿子马赫迪（al-Mahd）将帝国的

带题铭图案的药罐
叙利亚，大马士革
14 世纪末—15 世纪初
硅质陶瓷，釉下钴蓝彩
国家陶瓷博物馆
塞夫勒

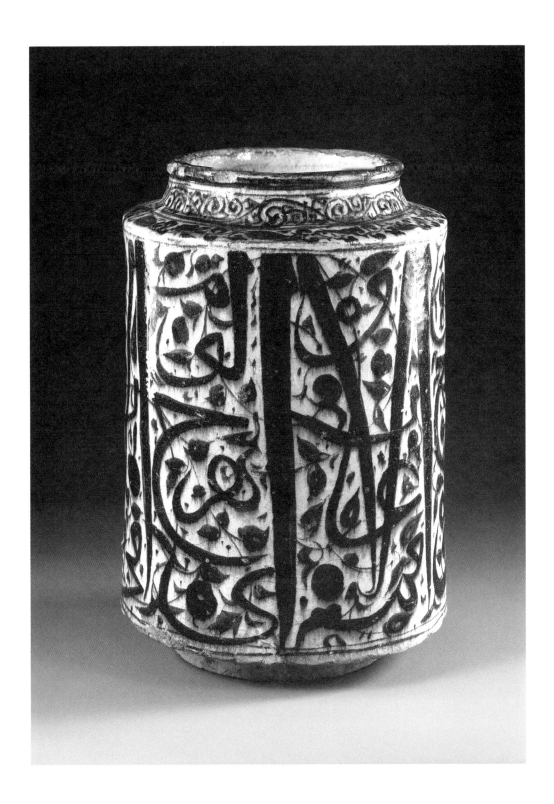

　　　　　　发现人的身体

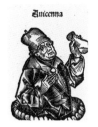

《编年史之书》中阿
维森纳画像
哈特曼·舍德尔
安托万·科贝格
纽伦堡，1493 年
巴黎大学医学和牙科
学联合图书馆

首都从大马士革迁到了巴格达。765 年，曼苏尔让叙利亚人乔吉斯·巴赫蒂舒（Jurgis Bakhtishu）来到巴格达，任根迪沙普尔医术学院和医院的院长。这个著名的医生在巴格达组成了一个宫廷医生的群体，为阿拉伯的君主效劳，一直到 11 世纪。他的孙子约布里尔（Jobril）是哈隆·拉奇德（Haroun al-Rachide）的私人医生，他自己出资寻找和购买希腊手稿，并找人翻译。

历代的哈里发意识到，叙利亚人和波斯人掌握的希腊科学和医学之高超，他们找人收集亚历山大、叙利亚和波斯图书馆中的图书，将原文是希腊文或者翻译成叙利亚文和波斯文的图书，翻译成阿拉伯文。翻译是由深谙希腊文化和知识的叙利亚人完成的，这些人大部分来自根迪沙普尔。盖仑、希波克拉底以及希腊最伟大的学者的作品都是这样转译的，包括托勒密、亚里士多德和欧几里得的作品，以及这些学者的编纂者的作品，比如艾纳的保罗的文集便成为穆斯林世界的重要作品。这些书都是从拜占庭和阿拉伯所征服的国度的图书馆中得来的，尤其是亚历山大图书馆。在哈里发的要求之下，拜占庭的皇帝心甘情愿地送来了柏拉图、亚里士多德、希波克拉底、盖仑、欧几里得、托勒密的作品，因为古代的科学被认为会破坏宗教信仰的基础。阿拉伯人收集了希腊文的原著或者翻译成叙利亚文、希伯来文、拉丁文、梵文和波斯文的图书，从而得到了大量希腊哲学家和学者的作品，因为他们对悲剧不感兴趣。

阿拉伯医学从 8 世纪到 14 世纪发展得如火如荼。它以临床观察为基础，受到三位希腊医生作品的启发：希波克拉底、盖仑和迪奥斯科里德。阿拉伯的医学文献中有很多临床描述和外科手术的介绍，药典也更加丰富。但解剖学并没有多大发展，因为阿拉伯人不做尸体解剖。但是阿拉伯人对医学的重大贡献，就是创立了现代医院的概念——阿拉伯的医院与西方的慈善院不同，西方的慈善院是穷人和饿殍的收容所，而阿拉伯的医院则是接收和治疗病人的场所，并在病人的床头进行医学教学。

阿拉伯的医学学校

8 世纪之后，原本集中在巴格达的权力分散向埃及、马格里布、西班牙，这些地方诞生了好几所由外国医生创办的医学校，阿拉伯语是这些学校使用的科学语言。

《扎查里之子，哈拉
之子阿布贝特里的短
文集》一书的书名页
雷扎斯维利埃的吉尔
贝，卢迪尼
1511 年
巴黎大学医学和牙科
学联合图书馆

在波斯，出生于德黑兰不远处拉伊的雷扎斯（860—923）将近三十岁的时候开始学医，师从一个名叫泰伯里（al-Tabari）的犹太医生。泰伯里是教师也是哲学家，人们把他召到巴格达来，让他重建并领导医院。雷扎斯的思想是经验论的、理性主义的。他注重仔细的问诊，寻找疾病的症状，以确定诊断和治疗的

Opera parua Abubetri filij Zacharie filij arafi
que in hoc paruo volumie cõtinentur sunt. Liber ad Al=
manso2em decē tractatus cõtinens cum nõnullis ad=
ditionibus interlinearibus Gerardi Cremonenfis:
nũq̃ antea impreffis. Tractatus de egritudini=
bus iuncturarũ. De mo2bis puero2. Apho=
rifmo2 eiufdem lib2i fex. Paruũ antidota=
rium ipfius. Tractatus de pferuatione
ab egritudine lapidis. Liber introdu=
cto2ius paruus in medicinã. De fe=
ctionibus et cauteriis ac vento=
fis. Sinonyma eiufdez. Liber
diuifionũ cũ nouē capĩis in
fine additis: t ab alijs im=
preffo2ib9 femp obmif=
fis: quibus operibus
addit9 eft Conftã=
tini Monachi
Viaticus.

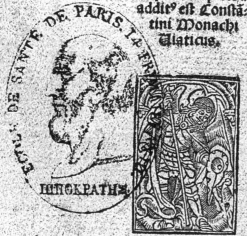

Venũdantur Lugduni in vico
Mercuriali fub figno Angeli.

35167

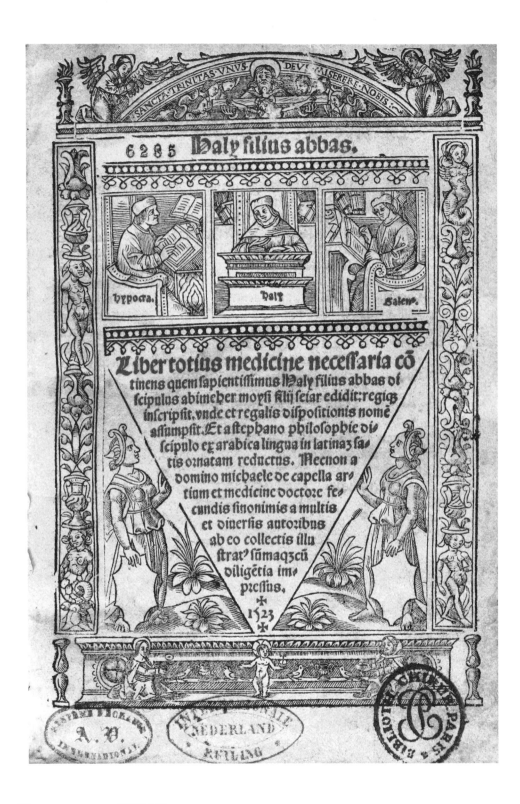

方法。他脚踏实地，是个出色的临床医生。他在病人的床头向学生授课，并强调引发疾病的心理因素，以及心境泰然的重要性。他的科学方法首先以古代希腊文、叙利亚文和阿拉伯文的作品为基础，再以批评的精神，将坚实的书本知识与实践进行参照。他是启蒙精神的先驱，为世人留下了六十一本医学著作，其中有一本详细描述了天花和麻疹。这些作品作者死后才得以出版，由他的学生根据他留下的文件和学生的笔记整理，结集书名为《大陆》。这套二十二卷本的医学实践和治疗百科全书，是 10 世纪医学知识的集大成者。932 年，雷扎斯逝世于他的家乡拉伊。

在雷扎斯之后，阿里·阿巴斯（Ali Abbas）也试图把当时所有的医学科学收集在一本书里，名为《医术全书》，书中出现了对盖仑、奥利巴斯及其阿拉伯前人提出的最早的批判。

阿维森纳是阿拉伯最有名望的医生，他出生于 980 年，母亲是犹太人，父亲是什叶派，后来转而信奉易斯马依派教义。他的童年是在乌兹别克斯坦的布哈拉（Boukhara）度过的。在逃避土耳其的入侵时，他在波斯的城市游历：伊斯法罕（Ispahan）、吉冈（Gygan）、拉伊（Ray）、哈马丹（Hamadhan）。他在医学上功勋卓著，并在治疗上有很多创新：气管切开术、剖腹产术、截肢术……他用金鸡纳树皮治疗疟疾，通过直肠给蜜治疗低血糖。由于他医术高超，很快便被招进宫为君王治病，并赢得君王的恩典。1037 年，他死于去哈马丹的路上，死后便被葬在了哈马丹。他的医学作品《医典》在 17 世纪之前的欧洲大学里是医学教学的基础典籍。他将逻辑引入医学思考，广泛借用盖仑和迪奥斯科里德的学说，重新整理了希腊和阿拉伯的医学知识。《医典》分为五卷，论述的内容包括人体、疾病、穿骨锥和药典。他的阿拉伯文作品在蒙卡辛修道院译成了拉丁语，11 世纪的非洲人康士坦丁（Constantin l'Africain）以及 12 世纪的吉拉尔·德·克里莫纳（Gérard de Crémone）都有过译本。阿维森纳的《医典》在东方和西方都受到很多人的诽谤。杰出的炼金术士帕拉塞尔斯（Paracelse）1526 年在巴塞尔大学对一本《医典》举行了火刑判决仪式，以反对使同时代人偏离科学研究的经院派学说。

开罗学派也因许多创新而知名。阿尔哈曾（Alhazen，965—1039）出生于巴索拉（Bassora），他写过一本《视力论》，详细地说明了眼睛的解剖结构，视网膜对影像的感知，以及晶状体的作用。与希腊人所认为的相反，他指出视觉并不是与探索物体的眼睛有关，而是与来自外部的光线有关。出生于大马士革的伊本·纳菲（Ibn al-Nafi）强调在解剖时观察的重要性——这是亚历山大传统的再现——并驳斥了盖仑和阿维森纳关于左右心室之间存在孔隙的错误论断。他最著名的书是《对阿维森纳医典中的解剖学说的评论》，在这本书里，他描写了肺循环：

血液从心脏到肺，并将其物质分散在肺中，与空气混合，得到净化，再

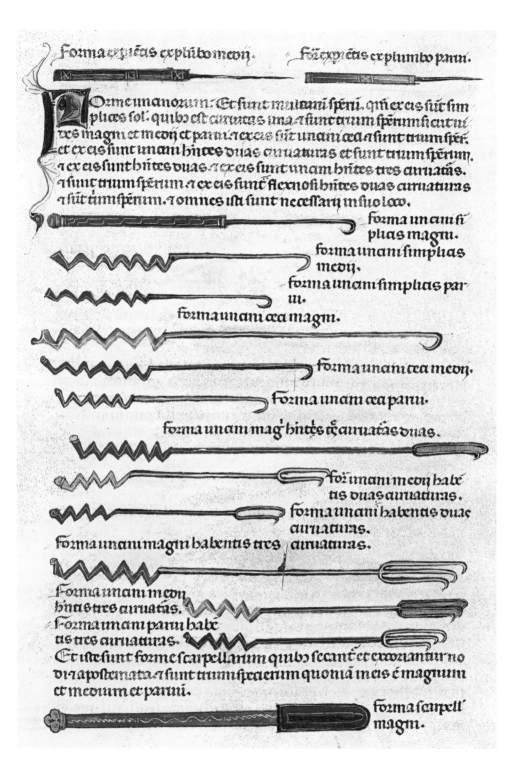

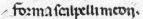
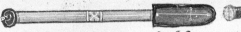

Extremitates quibs fit seco sunt acute. 7 extremitates alie no sunt a
acute no ponuntur talit ns ut cum eis fiant mianitu in exoriacioe
noozum apud timoze insasionis uene aut nui. aut sanetur. ptea
infirmus. muenat insirmus tranquillitace pariup peraoustioe
quam inuenit apud exoriacoe apatis. et ste sunt forme almacha
oi. 7 sunt trium sperum.

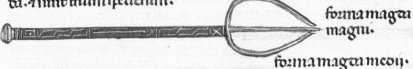

forma magoa
magnu.

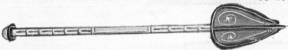

forma magoa meoiy.

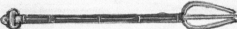

forma magoa pariu.

sunt ex eis. 7 sunt similia raoio cum quo fit al coolrol. 7 in extremitate
lata est puncta spatumili ocultata et in ea canut ao inoioza. 7 ao exti
oza quando ms si ait utoes. forma spatumili que absconomt in
ter oigitos apud pforatoe apatum. 7 no papunt eam firm. 7 sunt
trium sperum. magnum. 7 meoum. et pariu.

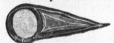
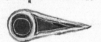

forma uentosarum cum quibs abscaoz fluxs sangmsa sut trium spe
ni. s. magne. meoie. 7 pariue.

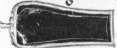
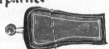
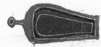

fiant ex eis. aut a timo. 7 canuoz. 7 o longituroine pariup si ait utoes.
7 sunt ao subtilitatem a oz ut sint iste spes uentosarum apuo te mag
ne. 7 pariue. ut absanoas p ea fis sanguine cum uelocitate apuo nec
essitatem. 7 amc qn no est tibi psens meoiana. 7 mptam no utaris e
as in absasione sanguins in omni loco coporis. 7 no utaris nisi in
locis carnosis. sicut lacis. anus. coxe. 7 lacis brachioz. 7 mamilla
in uentris et inguiniu. 7 similibs eis ex lacis carnosis buiois. 7 qiooz
siut ex eis instra alia pua similia coztiabs fistioz secanou hanc for
ma quibs absanoz sangms quando fluit ex loco flomine. aut apud

Hæ sex figuræ multum conferunt ad faciliorem intellectum eorum, quæ in præcedenti capite 22. ab authore traduntur.

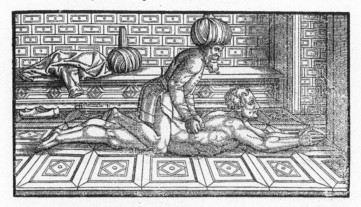

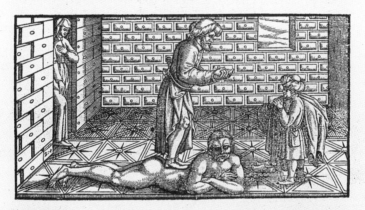

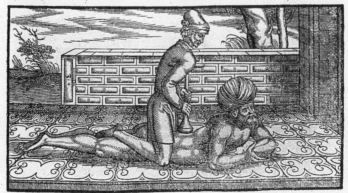

Fff 3

重新回到心脏，养育位于心脏的精神……血液上升至肺部，在肺里与空气混合，然后再通过静脉管回到左心室。

另一个医学学派出现在凯鲁万城（Kairouan）。凯鲁万是 12 世纪末阿拉伯入侵时建立起来的城市。阿赫拉毕德（Aghlabides）于 902 年征服了西西里，在凯鲁万建立起北非洲拜占庭省的省会。这座城市很快便成了文化中心，成为伊斯兰和南意大利之间的桥梁，即连接东方和西方的纽带。凯鲁万学派最有名的医生是伊本贾扎尔（Ibn al-Jazzar），他写过一本非常有名的书：《旅者的临终圣餐》。非洲的康士坦丁后来在蒙卡辛修道院将这本书译成了拉丁文。

在 750 年阿拔斯（Abbassides）对乌梅亚德（Omeyyades）的大屠杀之后，一个劫后余生的人在安达卢西亚创建了阿尔莫阿德王朝（Almoravides），以科尔多瓦为首都。很快，科尔多瓦便成为堪与巴格达相提并论的文化中心，主要得益于藏书丰富的图书馆。科尔多瓦的哈里发很容易便从拜占庭的皇帝那里得到了希腊医生的书。一个有名的医生阿布卡西斯（Abulcasis）在外科手术中引入了新的技术，比如烧灼术，并定制了很多外科器械。他是一套三十卷百科全书的作者，书的题目是《医术宝鉴》，其中最后一卷专讲外科手术，包括对一些新的外科技术的描述，并配有插图。塞维尔的一个犹太医生阿文佐阿（Avenzoar）与阿尔莫阿德王朝的君主以及后来的阿尔穆罕王朝的君王颇有交往；他做了一些实验，比如气管切开术。还写过一本非常著名的关于心脏病的书。阿威罗伊（Averroès）则是一个理论家，他深信只有通过理论知识，实践当中的人才能够思考。他翻译的盖仑的书，对中世纪的西方产生了深刻的影响，对巴黎的大学界影响尤其深远。

阿拉伯科学的没落以及西方的觉醒

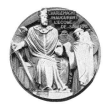

伊斯兰世界思想的枯竭产生于多种原因。首先是土耳其的塞库克人（Seldjoukides）于 1055 年占领巴格达后，用严格的伊斯兰教教规扼杀了思想的创造性。他们成立了穆斯林学校（madrasas）来培养神学家，专门传播僵化的宗教传统。此后，人们只满足于通过对古兰经的解释来重复和记忆古代的文本。阐释被人们放弃了：精神思辨在思想界中也没有立足之地。在 13 世纪，蒙古的入侵终于彻底摧毁了伊斯兰教的文化中心。后来，由于发现了通过亚洲和美洲的新的海上通道，使国际贸易不一定再经过地中海，通过伊斯兰世界的贸易数量大大减少。

与伊斯兰世界衰落的同时，西方经过几个世纪的酝酿，思想开始觉醒。古代知识从伊斯兰世界向中世纪的西方传播，途径是通过诺曼底国王的西西里和意大利南部以及穆斯林征服的西班牙。从 9 世纪开始，希腊和阿拉伯手稿便通过这条丝绸和香料之路到达意大利。接收这些手稿的，是卡西奥多尔于 555 年在那不勒斯附近的卡斯特洛姆山创立的维瓦利约隐修院（Vivarium），以及圣贝努阿于 529 年创立的位于那不勒斯和罗马之间的蒙卡辛修道院。在 11 世纪，修道院是医学科学的前沿阵地，是中世纪大学的雏形。蒙卡辛修道院的僧侣们参与了创建萨莱诺的医术学校，这是欧洲第一所医学学校，其历史可以追溯到 9 世纪至 10 世纪。梅佐乔诺（Mezzogiorno）海滨地区的这座国际性的城市，也被称为"希波克拉底之城"，在整个欧洲医学领域赢得了很大的声誉，尤其是 1077 年非洲人康士坦丁来到这里之后。凯鲁万城的这个基督徒一生中大部分时间都在寻找图书，最后十年是在萨莱诺和蒙卡辛度过的。作为僧侣，他致力于将希腊文和阿拉伯文的书译为拉丁文，书中对盖仑的作品进行了阐释。

萨莱诺和"健康生活"的箴言

伊万·布洛哈尔

"有些人意识到自己在哲学上的无知——对于塞维尔的伊西多尔来说，医学难道不正是第二哲学吗？——之后，便动身去萨莱诺和蒙伯利埃，师从一些医生，自己也成了医生，在行医中也变得像他们之前在哲学上那样心灵手巧。"

——沙特尔的主教让·德·萨利斯布里（Jean de Salisbury），1160 年

我们可以认为，从 12 世纪末开始，本笃会的僧侣们便在萨莱诺建了一座医院，在不到两个世纪的时间里，医院的声誉已达域外。其后，多处为人治病的地方变成了医学教学的场所，这种场所便从教会脱离出来，使教士和世俗的医生有了分别，预示着由修道院实行的医学教学将由学院教学所取代。到了 11 世纪，学院如百花齐放，到处都成立了医科大学。到了 12 世纪初，一些教规禁止僧侣行医，这便进一步加强医学教育的学院化。

作为希腊、犹太、阿拉伯医学的交汇点，修道院，也就是萨莱诺的医科学校有个特别之处，那就是接纳所有欧洲人。学习后需通过考试。也就是从这里开始，西方世界第一次出现了这样一种想法：要想行医，必须取得证明职业资格的文凭。

一直到 11 世纪，萨莱诺的教育都是以古代知识片断为基础的，但是这些知识时时拿来与临床观察进行比照。从某种意义上说，希波克拉底的方法得以复兴！从 12 世纪开始，该学

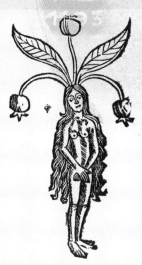

《百物辑录》中女性的曼德拉草
约阿拿·德·库巴普鲁斯，斯特拉斯堡
1499 年

《萨莱诺养生法》的书名页（书中附带阿尔诺·德·维尔诺夫的评注）
巴里高尔特，巴黎
1493 年
巴黎大学医学和牙科学联合图书馆
"两只猴子的旗号"是巴黎费利克斯·巴里高尔特印刷商的招牌。印刷商的著名商标就是受此启发而设计的。

Regimen sanitatis salerni

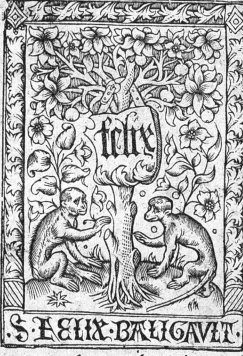

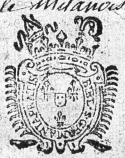

Ex Bibliotheca illuftriffimi JOHANNIS D'ESTRÉES,
Cameracenfis Archiepifcopi defignati, quam Monafterio
S. Germani à Pratis legavit anno 1718.

校达至鼎盛时期，几部作品出现：剃须匠普科蒂利乌斯（Platearius）的《眼前之事》（Circa instans），14世纪以《草药医学之书》（Livre des simples médecines）为题译成法语，尼古拉（Nicolas）的《解毒述要》（Antidotaire），其中包括一百七十四个方剂，每个方剂都有对名称的解释，以及成分、治疗说明和剂量。作者告诉我们说，治疗头痛，要使用橙酮（aurone）、樟脑、玫瑰油；治疗失眠，要使用曼德拉草、罂粟、鸦片、莴苣。这本书以不同文字出版过三百多次！萨莱诺医学的重要参考书还是《医学之花》（Flos medicinae），书中强调"健康生活"的重要性，这种信念在整个中世纪期间都得以持续，被称为"萨莱诺养生法"（Regimen sanitatis salernitanum）。此书以诗的形式写成，介绍了生活的一般规则、解剖和生理学的基本知识。这本书与伊本·布特兰从阿拉伯文翻译的营养学著作《养生全书》（Tacuinum sanitatis）一起，是文艺复兴之前使用最多的卫生保健教科书。

在书中，第一个建议是呼吸清净的空气，因为清净的空气可以"凉爽心脏"。想保持身体健康的人就不能吸入各种烟气和令人恶心的气味。从12世纪到15世纪，医生建议人们呼吸城市里的空气，乡下的空气"被动物的粪便和其他排出物染臭了"。他们认为夏天和冬天的空气不好，认为春天是万物复苏的季节，所以这个季节的空气有治疗作用。住室应当经常通风，人们认为，采用露天火盆是个很好的做法，东方传统的焚香也很好，这种做法一直延续到18世纪。

萨莱诺养生法竭力反对有钱人家每天吃四顿丰盛大餐的习惯，主张每天只吃两顿饭，两顿饭之间相距时间远一些，一次在半上午，另一次在傍晚时分。而且劝人们多吃面包，把面包作为饮食的基础，多吃白肉，尤其是禽类的肉，少吃"具有刺激性的"红肉，多吃鲜鱼，少吃咸鱼或者干鱼。

作者认为，睡眠对于良好的消化是必需的。他不建议白天睡午觉；夜里睡眠时间要足够长，人才能够消除疲劳，调节身体的紊乱。要采用侧卧睡，头部要垫高。

性行为对于保健来说是必要的，因为性行为可以通过"第三消化"，排除积存在睾丸中的精子。

身体锻炼是必要的，但要适度。希腊罗马的传统很注重身体的锻炼。萨莱诺养生法甚至主张每天步行，或者在较好的环境中骑马，这样做有助于保持体形，而保持好的体形是健康的基础。体育活动之后，要洗澡，在公共澡堂里洗就很好，如果社会地位或财富允许，在自己家里洗亦可。洗浴的作用主要是预防，也有治疗的效果。冷水浴可以"拉紧纤维组织，防止通过出汗而过多地排放体液"。建议在放血之后空腹洗浴，洗浴后要休息，可配之以摩擦和按摩。

下页：
《健康花园》的标题页
约阿拿·德·库巴
菲利普·勒努阿
巴黎，1539 年
巴黎大学医学和牙科学联合图书馆
修道院的医学和萨莱诺学派广泛地使用草药治病。有些作品，如约阿拿·德·库巴的《健康花园》大大普及了这种做法。《健康花园》于 1485 年第一次出版，后来又再版过多次，一直到 16 世纪末之前，都是人们的重要参考书。约阿拿·德里扬德则强调植物的重要性及其在治疗疾病时的制备过程。

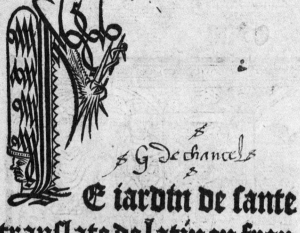

g. de chancel

E iardin de sante
tranllate de latin en fran
coys nouuellement Im
prime a Paris.

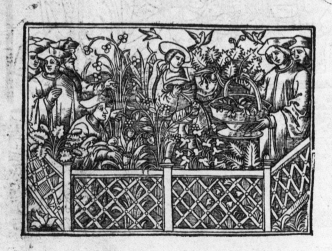

On les vend a Paris en la rue sainct Jacques a
lenseigne de la Rose blanche couronnee.

每天都要梳洗，耳朵、牙齿、口腔都不应当被疏忽，因为人们相信，口臭是因为空气中含有疫气，而这样的空气进入肺部和心脏会对脏器造成很大的损害。

"好的空气"、"恰当的饮食"有益健康的观念持续了好几个世纪，但是从中世纪末期开始一直到文艺复兴，甚至一直到古典时期，治病疗伤的医生们对水的用途和洗浴的作用却有着不同的看法。1495 年，勒弗莱斯蒂耶（Le Forestier）认为："洗浴、火炉及其所导致的后果会使身体和体液加热，体质变得虚弱，气孔张开，这都会导致死亡和疾病。"帕雷（Paré）在 1568 年声称说："洗浴会让人变蠢，让人的气力大大衰落。"格拉夫（Graff）也在 1699 年肯定地说："男人在浴池里呆过一段时间之后，女人再进去洗浴，是会导致怀孕的。"

最后，医生们忠实继承了古代传统，总是害怕体液充盈而溢，担心身体里的废物、不好的体液过多。因此，医嘱经常采用，而且是反复地采用放血、蚂蟥、泻药。

放血具有预防性的作用——"我们越是从一口井中将死水抽出来，井中的新水就越多"——但是放血通常是为了治疗。然而，治疗必须考虑季节周期、天体位置，也要在身体上选择正确的位置，在身体血液过剩的地方找个静脉血管，用柳叶刀切开。如果喷出的血还不够多，可以在伤口上敷一块浸了油的布，或者在伤口上放

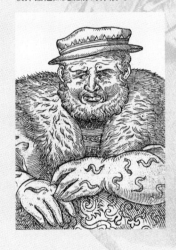

《怪诞故事》中"贪食的恶习"
皮埃尔·博埃斯图奥罗贝尔·勒芒尼耶，巴黎，1566 年
巴黎大学医学和牙科学联合图书馆
插图表现的是"贪食的恶习"（"饕餮之罪孽"）。图中画的是德尼·艾拉克勒奥，他让人在自己的肢体上放一些蚂蟥，"以吸掉让他如此肥胖的体液"。

一枚铜币，铜币"具有保持伤口处于开放状态的作用"。

有五十多处静脉管可供放血之用，其中从腹部放血能治疗消化，从耳朵上放血可治疗重听，从鼻子上放血是治疗伤风的。因为人们普遍认为，哪里有病痛，就应当减少那里的血液。更加奇怪的是，得性病时，要从脚上放血。当时一些僧侣甚至认为，手臂上的一根静脉管能够保证人守贞。

取出的血不能随意弃置，必须埋在远离住宅的地方。查理五世的一道法令甚至明确说："所有在中午之前给主顾放血的剃须匠，最迟应于正午后一小时将血扔掉。"1403 年 5 月 22日的一项命令明确规定，在巴黎，放出的血应倒进塞纳河。在乡下，人们有时候会等到圣约翰日的夜里，"到一块沿河的草地上来放血"。

蚂蟥这种十几厘米长的小虫子，从远古时期就已存在。把这种小虫子放在皮肤上，可以让它们吸走"恶血"。可利用蚂蟥来代替放血，也将蚂蟥当作药引子。阿维森纳建议用蚂蟥治疗一些皮肤病。在治疗闭经时，人们会毫不犹豫地将晒干、捣碎并泡在烧酒中的蚂蟥吞下肚去。16 世纪中叶，蚂蟥的用途可能会让现代的人发笑："我听一个有经验的人说过，有些已经被人弄过的姑娘为了显得仍然像处女，仍然像从前一样有童贞相，就要弄一些蚂蟥来，放在私处，让它们吸饱血，等新婚之夜丈夫来交欢时，会把这些

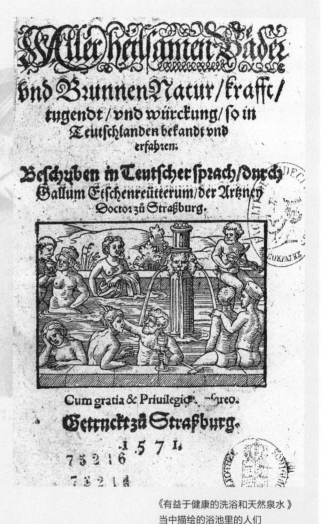

《有益于健康的洗浴和天然泉水》
当中描绘的浴池里的人们
加鲁斯·艾申路得
姆勒，斯特拉斯堡，1571 年
巴黎大学医学和牙科学联合图书馆

Simon beatus tridentin⁹ pueru[l]⁹, quē ob miraculo⁹ frequētiā btm̄ appellāt̄. die martis. xij. kal̄. aprilis
anno ab incarnatione verbi septuagisimoq̄nto supra millesimū q̄ter cētū in hebdomoda sctā a iudeis
in tridētina ciuitate necat⁹ xp̄i martir efficit̄. Iudei em̄ ea in vrbe degētes pasca suo more celebraturi. cū
xp̄ianū nō haberēt immolādū cui⁹ sanguine in azimis suis vti possent puerū in hūc modū in samuelis cu-
iusdā iudei domū furtim deportarūt. In sacra hebdomoda an̄ diē pasce luce tercia vespere facto is an̄ fores
pr̄is pueruli more sedēs. cū nō aderat genitor nec cara parēs. pditor thobias astitit blanda voce moratus
puer cui⁹ etas nō dū ter decē. meses viderat. fert illico samuel ad edes. Cūq̄ nox ruit hic gemini saligmā
samuelq̄ thobias vitalis moyses ysrahel atq̄ mayer an̄ synagogā letz et⁹ pectora nudāt̄. In eius collo pri-
mū neuagire posset sudariolū apposuerūt z extensis brachijs p̄mo papulū forpicib⁹. mox genā dextera p
cidentes. Inde q̄sq̄ forpice carnē q̄uellit. Sudib⁹ deinde pacut] pupugere. cū ille manus alter plantas co
tinet crudeliter sanguine collecto bymonos eo⁹ more canētes. addūt minis vba. accipias suspese ihesu. fe
cere sic olim maiores nr̄i. sic pfundant celo terra mariq̄ xp̄icole. sic caput eius inter vlnas cecidit z vita li
bera ad superos fecit iter. inde ad cenas pperarūt azimas de sanguine eius in xp̄i dedec⁹ ederūt. eoq̄s mor
tuo statim corpus in p̄inquū domus eo⁹ flumen piecerūt z pasca cū gaudio celebrarūt. Querētes dein
de anxij parētes gnatu paruulū. postridie eū in fluuio inuenerūt. q̄ illico vrbis ptori scelus denūciarūt. Is
ptor iohānes de salis nobilis brixiensiū ciuis legū doctor viso puero exhorruit facin⁹ z pfestim vrbis iu-
deos pphendit z eculeo eos sigillatim imponēs tormētis astricti eo ordine crimē retulerūt. q̄ diligēti ex-
aminatione cognito iudeos pdignis supplicijs exterminauit. Presul eo tpe vrbis Jo. hinderbach colle-
git exictū corp⁹ z sepulchro mādat. multis euestigio cepit florere miracul. Inde ex oī xp̄iano orbe ppfor⁹
pcursus ad scti huius paruuli sepulchrū est factus vt etiā vrbs ipa cū miraculis z opibus multis sit aucta
Corpori vo ip̄ius pueri tridentini ciues basilicam pulchram erexere

Consimile etiā scel⁹ apd motā oppidū qd ē i finib⁹ agri fori iulij p⁹ q̄nquēniū iudei pegerūt. Nā etiā ali
um puerū sili m̄o mactauerūt. p q̄ tres eo⁹ captiui venetijs missi fuert z atroci supplicio pcremati st z
Eterum thurchi inferiorem ingressi misiam magna cede sternunt z Behinc magnā genuensium vrbe ca
pham quā ad meotidem adhuc possidebant. Genuenses expugnant. ciuitas populosa z mercatoribus
plurimū apta iuit hoc anno ciue genuesi eā prodente in turcho⁹ man. dꝫuenit in littore euxini maris sita z

血泡泡一个个弄破，弄得新郎新娘身上都是血，两个人都高高兴兴，新娘子的名声也就保住了。"

在 14 世纪，英国人巴戴勒米（Barthélémy l'Anglais）在他的作品《物性》中说，当"过多的流体超出天然的限界，又被阻止在体内时，人的体能就会受到影响，这些流体无法被消化，会转变成体液，流到哪个器官，哪个器官就会膨胀"。

因此，重要的是将这些流体排出体外，最可靠的方法就是下泻。各种泻药的成分差别很大，有的时候会让病人喝下主要用橄榄油、醋、辣根菜汁等调制的制剂，也可以将两根手指伸进嗓子眼里，或者用一根羽毛蘸了油来刺激嗓子，导致呕吐。在穷人家，制剂常常是用草药仔细配的，里面再加点"蜘蛛网的碎屑，或者蜡烛的泪花"，以增强下泻的效果。

灌肠也是用来清除不洁之物的，在古代便已是很常用的办法，尤其是在埃及（有一幅画表现一个郎中，嘴里含了满满一口制备的液体，用中空的灯芯草往病人的直肠里吹）。中世纪最早的灌肠器是做这种治疗时必不可少的器具，那是一根芦苇管，用羊的尿脬将液体推送入直肠。

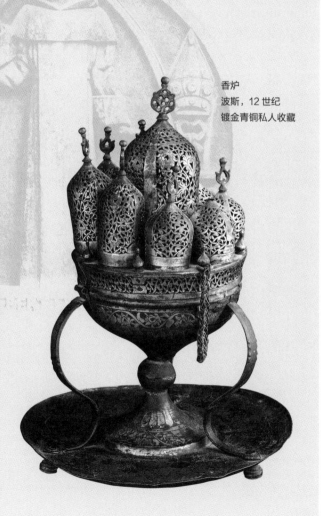

香炉
波斯，12 世纪
镀金青铜私人收藏

从 11 世纪到 14 世纪，萨莱诺医学院讲授的医学理论和实践知识，以对住院病人进行临床检查为基础。这种教学的方法是受波斯人阿里·阿巴斯（Ali Abbas），也叫马苏迪（Masoudi）的《医术全书》启发的。康士坦丁把这本书译成了拉丁文，成为学校的教学基础。虽然学校与近在咫尺的蒙卡辛修道院有联系，但有着明确的世俗精神，学生和病人自欧洲各地而来。妇女也可以在这里做学生或教师。著名的特罗图拉（Trotula）便在这里讲授妇科学，并给后人留下了一些妇科学和卫生方面的著作。蒙伯利埃的医学院很快便模仿了萨莱诺的做法，由几个从萨莱诺来的人于 1220 年创办。作为文艺复兴的前奏，在欧洲，大学纷纷出现，1123 年的波伦亚，1204 年的维琴查，1228 年的帕多瓦，1248 年的普莱桑斯，1261 年的帕维亚，1289 年的蒙伯利埃，1343 年的罗马、比萨、佛罗伦萨等等。1231 年，罗马日耳曼神圣帝国的皇帝霍亨施道芬家族的弗雷德里克二世（Frédéric II de Hohenstaufen），以萨莱诺学校的一些核心人物为基础，建立了那不勒斯大学，并制定政策，购买图书，并将这些图书译成拉丁文。这项工作主要是在米歇尔·斯科特（Michel Scot）的主持之下进行的。他使得从医的人有了合法的世俗身份。而知识仍然在漂泊。博学家们在欧洲游历，在修道院、隐修院和大教堂学校里传播康士坦丁的主体知识。从 13 世纪开始，他们传播知识的地方又变成了大学。

古代知识回归的另一条道路是西班牙。卡斯蒂利亚和莱昂的国王阿尔封斯六世（Alphonse VI）发动重新征服之战，于 1085 年攻下托莱多（Tolède）。西班牙人发现这座城市里摩萨拉克的基督徒、穆斯林和犹太人生活在一起。图书馆里收藏有近四十万册阿拉伯文的手稿。在托莱多主教的主持之下，城市里的一些翻译学校紧张地忙碌着；布尔戈、塞维尔以及卡塔卢尼亚的本笃会修道院和里波尔的圣马丽亚（Santa Maria de Rippole）修道院都在忙着翻译。犹太人和摩萨拉克人口头将阿拉伯语译成卡斯蒂利亚语，然后再从卡斯蒂利亚语转写成拉丁文。就这样，经过令人吃惊的漫长而迂回的翻译，古代文本从希腊文译为叙利亚文，再从叙利亚文译成阿拉伯文，然后又译成卡斯蒂利亚文或者希伯来文，最后再译成拉丁文。在 12 世纪，托莱多大教堂的议事司铎吉拉尔·德·克里莫纳（Gérard de Crémone）将盖仑、亚里士多德、雷扎斯、阿维森纳、阿布卡西斯以及托勒密的《天文学大成》忠实地译成了拉丁文。他的作品将深刻地影响欧洲大学里的教育。西班牙人在军事上的新突破——科尔多瓦于 1236 年被占领，塞维尔于 1248 年被攻陷——将进一步扩大翻译的规模。在"贤者"国王阿尔封斯十世的推动之下，萨拉曼卡大学得以创立。这个时期最受重视的翻译是加泰罗尼亚的阿尔诺·德·维尔诺夫，后来当了西尔维斯特二世（Sylvestre II）教皇的吉尔贝·道利亚克（Gerbert d'Aurillac），以及翻译欧几里得作品的本笃会

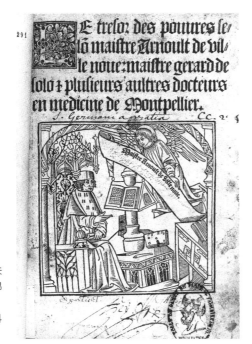

《穷人之宝》插图
阿尔诺·德·维尔诺夫
克洛德·努利，里昂
1518 年
巴黎大学医学和牙科
学联合图书馆

僧侣阿戴拉尔·德·巴斯（Adélard de Bath）。

　　翻译产生的最重要的结果之一，便是亚里士多德的思想在 12 世纪突然闯进西方，彻底颠覆了人们从 4 世纪的圣奥古斯坦那里继承来的、基于信仰和对上帝的认识的基督教世界观。《工具论》立刻便被人们接受了。这本文集中收录了一系列据认为是亚里士多德的文章，主要是逻辑方面的论文。为了协调宗教与理性之间的关系，在中世纪建立的大学里，17 世纪和 18 世纪的人们做了大量工作，将亚里士多德的思想和西方文化整合在一起。非洲人康士坦丁翻译的书在大学里传播。夏尔特尔的大教堂成了基督教世界最大的科学中心，吸引了当时最优秀的人。这座大教堂的建筑便体现了对希腊遗产的尊重。大教堂正面的雕刻和大型彩绘玻璃上，圣母玛丽亚和使徒们与希腊的哲学家站在一起。这样一来，渴望新知识的中世纪社会将得以发展。

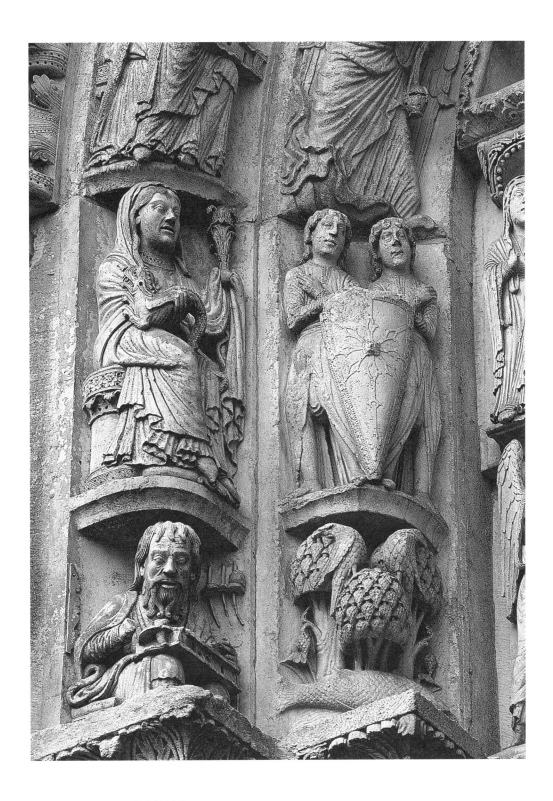

　　　　　发现人的身体

伟大的阿尔贝的徽章
于利斯·吉米尼亚尼

大学的出现

"大学"（Université）拉丁文里为 universitas，是"群体"、"协会"的意思。大学是自发地产生的，或者由政治权力和宗教权力机构建立。最早的大学首先是在中世纪早期出现的城市里自然而然地形成的。城市的出现见证了新的社会力量，手工艺人和商人组织行会其他社会团体组织，以保护财产和思想的自由。在这样的社会背景之下，一些传播知识的中心得以建立和发展起来。这样，从 10 世纪开始，在波伦亚，通过师生的自由组合，出现了欧洲最早的大学的雏形。开始时，有人教授从罗马法和查士丁尼法继承而来的法典法和民法，从 1219 年，开始有人教授医学。在那不勒斯、图卢兹、萨拉曼卡和里斯本，大学由政治和宗教当局出面建立，而有些大学则产生于政治冲突，比如由于波伦亚动乱，从波伦亚逃出来的教师和学生于 1222 年建立了帕多瓦大学。在 13 世纪，专门反对纯洁派异端的托钵修会在一些城市的中心地带安营扎寨，修士们与民众直接接触，打破了修道院设立在城市之外的传统。圣弗朗索瓦·达西兹（Saint Franois d'Assise）于 1210 年成立的方济各修会和多米尼克·库兹曼（Dominique Guzman）于 1215 年成立的多明我修会取代了本笃会，而在此之前，本笃会一直是知识的守卫者和图书的保护者。新的修会在大学的产生过程中起到了重要的作用，因为最初的学校就是在大教堂的护佑之下，在修道院里出现的。这些"大教堂学校"分布在卢瓦河和莱茵河之间，如巴黎、夏尔特尔、拉昂、兰斯和奥尔良；在学校里实行的是经院式的学风，致力于从古书中寻找科学。教育包括阅读、提问题和讨论。多明我会的修士赞成亚里士多德的学说，也是博物学家，他们对法律有兴趣，并控制着巴黎大学；德国人"伟大的阿尔贝"（Allemand Albert le Grand）和那不勒斯人圣托马斯·阿奎那（Saint Thomas d'Aquin）在巴黎大学教书。方济各会的修士们信奉柏拉图的学说，而且是奥古斯坦的信徒，他们对医学有兴趣，控制着牛津大学；罗吉尔·培根（Roger Bacon）和吉约姆·道卡姆（Guillaume d'Occam）在这里教书，这两个学者是经验主义的先驱，在牛津展现了他们的天才。两个修会在波伦亚都有影响。政治和宗教权力机构公开承认大学，使大学享有特权和官方的地位。

巴黎大学是最有名的大学之一。菲利普·奥古斯特国王（Philippe Auguste）于 1200 年承认巴黎大学的自主地位，依诺森三世（Innocent Ⅲ）和格列高利九世（Grégoire Ⅸ）教皇通过谕旨规定，巴黎大学直接隶属于教皇。巴黎大学的教育分为四个系：神学、法典法或者教规集、医学（约 1280 年）和"自由艺术"（语法、修辞、辩证法、算术、几何、音乐、天文）。托马斯·阿奎那在《神学大全》（Somme théologique）当中，试图调和信仰和理性，并把神学定义为科学。不幸的是，这所亚里士多德的神庙走向了经院哲学的弯路，而经院哲学对于观察和实验的精神是有害的。的确，根据经院哲学的论断，亚里士多德的思想传达的是科学，要寻求科学真理，只能去研究古代的文本，而不是去观察世界。因此，科学仍然处在萌芽阶段，从古代一直到 16 世纪，还不可能出现任何科学的突破。

中世纪末期的普通科医生、外科医师、药剂师

伊万·布洛哈尔

外科医生—剃须匠的标志牌
阿尔杜斯，1745年
搪瓷
国家陶瓷博物馆，塞夫尔

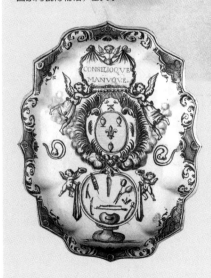

从13世纪始一直到中世纪末，"医生"这个词（médecin）所指以及医生的作用越来越多样化，有时意义还十分复杂。

乡村医生其实从来没有在大学真正地学过医。在法国南部，医生的培养和其他行会人才的培养完全相同：首先当学徒，然后成为伙计，接受师傅的教导，最后成为师傅。成为师傅之后便可以行医，也可以带徒弟。他们没有文凭，也不用通过考试。这些人在城市里也承担着外科医师的职责，"为别人缝合创口，包扎伤口，引流脓疮"，有时候甚至给人截肢。他们通常也学过草药的治疗功效，也用草药做些膏药。医生常常是男人，也有女医生，有的手法巧妙、准确，闻名遐迩。

这些"乡村医生"常被看作是街头卖艺的和走方郎中，拿到钱后一般很快便不见踪影，并不等着看他们做的手术或者开的药方结果如何。医生有时候有某种专长。"开刀医生"做较难的结石取出术、疝气切除术（有些医生解剖知识有限，做疝气切除时，常将病人阉割）。"眼科医生"给人取出"让视力模糊"的不透明的晶状体；让·依贝尔曼（Jean Yperman）称这些人是"眼睛外科手术的创造者"，是"清除白内障的人"；可是眼科专家，教皇约翰二十一世却谴责他们，说他们的方法古老，当时人们已经会用威尼斯的玻璃制造最初的眼镜，人们称这种眼镜是"看书的石头"。"拔牙者"保证采用他们的魔法，或者据说是有

神奇功效的某种粉末，能够让病人少出血，保证治好因拔牙而导致的化脓——在民间医学当中，魔法经常与医术穿插在一起。

在城市，尤其是大城市，从医学院出来的医生（医学院常常隶属于教会，而教会禁止妇女学医，而且谴责外科手术）只给有钱人治病，有钱人可以让他们生计无忧。然而，城市里除了他们，也有外科医师，从写于1214年的一篇文章来看，城里的外科医师和乡下的同行们一样，也为穷人治病，他们的收入很有限："治疗骨折或者脱臼，如果受伤的人家境富裕，那你可以跟他们要一车柴，如果是穷人，那你可以跟他们要一车草。"城市医生之间竞争十分激烈，他们自认为是掌握知识的人，而外科医师只不过是在医学界卖力气的（"靠双手吃饭的人"），但这些人也是必不可少的，因为在15世纪的巴黎行医的，只有四十个真正的医学博士，而巴黎的人口估计有十万人。

然而，13世纪目睹了一场真正的革命。

巴黎成为欧洲最有名的一座大学的所在地，这所大学是菲利普·奥古斯特（Philippe Auguste）于1215年至1219年间正式建立。此后的1268年，被人称为"穿长袍者"的"剃须匠兼外科医师"团结起来，组成了"圣高姆和圣达米安"行会（Saint-Cme-et-Saint-Damien），这个组织成了真正的行会，被列入《行业大全》一书。

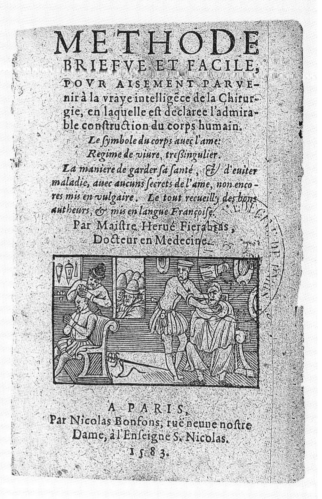

《简便而容易的外科手术速成法》当中表现外科医师—剃须匠的图书标题页
艾尔维·费克拉巴斯
尼古拉·蓬封，巴黎
1583年
巴黎大学医学和牙科学联合图书馆

插图中表现的是外科医师—剃须匠的铺子里，一边正在给一个人做头部的小手术，另一边在剃须。

他们的目的是与"只会剃须的人"、"穿短袍者"区分开来，并向大学的医生们靠近。在 13 世纪末，他们的领头人是吉·朗弗朗（Guy Lanfranc）。吉·朗弗朗被认为是巴黎外科学的创建者；他是吉约姆·德·萨利塞（Guillaume de Salicet）的弟子。萨利塞写过两本书，《小外科》和《大外科》，从而使这个行业得到了人们的承认，并为外科医师赢得了信誉。

1360 年，圣高姆和圣达米安行会得到国王的承认。而此前，在正规的场合，剃须匠除了给人放血之外，只能清理和治疗没有生命危险的疖或者疱，或者开放式的伤口，总而言之一些低等的活。

出现外科医师行会后，医学院似乎觉得受到了威胁，试图将外科行会收归自己的麾下。而行会则抵制被收编。到了 16 世纪初，双方形成妥协，在三个行业之间制定了一套规则，路易十四又确认和延长了这一规则。的确，到了这时候，路易十四才致力于组织外科的教学，并为这一行业跻身主流做出了贡献。

同时，另一个完全独立的行业，即药剂师的行业也慢慢确立了，应当说，药剂师与医生有密切的关系。开始时，"Apothecarius"（拉丁文的"药剂师"）一词指各个宗教团体当中负责采集草药，制备药剂，并给人治病的人。在中世纪中期，这一职能超出了修道院的范围，在城市和乡村变得更加普遍，同时也世俗化了。正如艾田·布

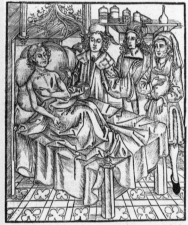

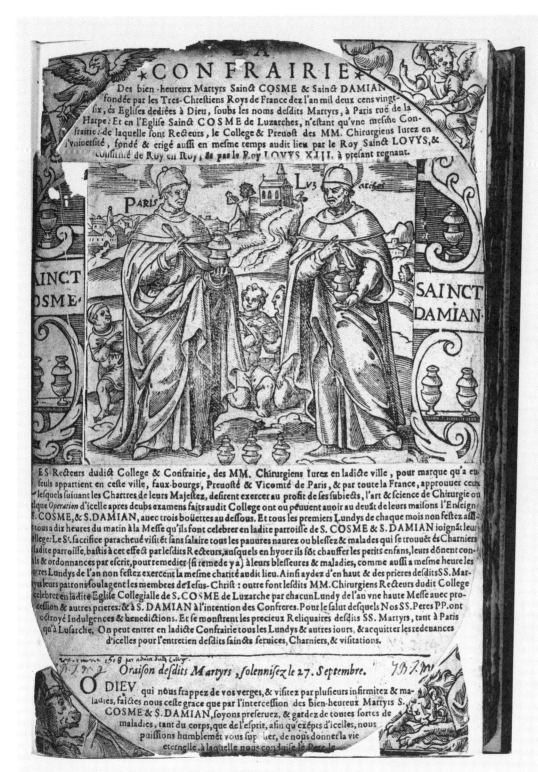

　　　　发现人的身体

瓦洛 1268 年在《行业大全》一书中所写的那样，药剂师"总是与香料商分不清楚"，虽然路易九世十年之前便让药剂师有了特别的地位。随着十四世纪美男子菲利普（Philippe le Bel）和好心的约翰（Jean le Bon）所发布的命令，药剂师和香料商还是渐渐区分开来。但是，要等到 1484 年查理八世发布一条法令，才明确划定了香料商的职责（香料商不能是药剂师），和药剂师的职责（药剂师可以同时也是香料商）。在 16 世纪早期，药剂师会与圣高姆和圣达米安行会联手，比如在卢昂和巴黎，如果外科医师卖药，或者药剂师干了外科医师的事，那么行会有权实施惩治和罚款。

药剂师的作用是根据医生开的药方，用本地花园里种植的草药和来自中东、远东的一些药剂、香料、药品制备药剂。因为药剂当中会用到香料，所以在很长一段时间里，香料商和药剂师有着密切的关系。药剂师也使用动物和矿物的成分，根据配方和迪奥斯科里德的书配制药品。最著名的配方书籍当然是尼古拉的《解毒述要》。他们还可以出售晒干并仔细保存好的草药，可以给病人出主意，但不能侵犯医生的特权。他们只是草药师，可以建议人服用一些"特别"的草药，比如薄荷，热服，不加糖，或者用葡萄酒煮过，可以治牙龈肿痛；用热的甘草浆糊治疗伤口和皮肤病；用热而干燥的丹参，热葡萄酒冲开，或者用糊剂治疗瘫痪或者癫痫。他们也可以制备一些"代用"药品，以弥补有可能引起紊乱的过热或者过湿。他们还制作"排泄"性的药，让人们排出体内过多的体液，这种药也可以是诱导

圣高姆和圣达米安的奇迹
吉姆·于盖
以圣人为主题的祭坛画屏
阿布东和色南（局部）
1459–1460 年
木版胶画
圣玛丽亚教堂
泰拉萨

阿布东和色南是孪生兄弟俩，西里西亚的医生。他们向病人传播基督教信仰，免费为人和动物看病。利齐亚总督让人把他们抓了起来，想方设法地迫害他们，但他们都奇迹般地受到了保护。总督不得不于 287 年决定将他们斩首。他们一生当中有很多奇迹。有人说，在他们死后，罗马圣高姆和圣达米安教堂一个管理圣器的人患了皮肤溃疡病，本来是没有救了，后来有个黑人死了，便把黑人的腿截下来给他安上，从而使他得救。他们是助产士和药剂师的主保圣人，但也是普通科医生、外科医师和剃须匠的主保圣人。

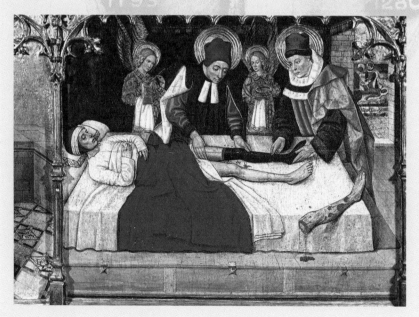

性的，由"面粉、木头、油和水、醋、酵母、芜菁和胡椒调成糊状"。

药剂师也是含阿片复方软糖剂专卖商，有时候这种软糖剂干脆就是他们自己制作的所谓"万应灵药"，是启蒙时代之前最为有名的制备药品。开始时这种药是专治毒蛇和其他毒虫咬伤的，后来使用的范围很快扩大，成分也变得越来越多，最多时达到六十多种，其中有"菖蒲根、人参、鸢尾草、缬草、龙胆、卡巴莱[……]、月桂树叶、矢车菊、红玫瑰[……]、干面包屑、硫酸铁、河狸肾[……]"，以及鸦片，"好像只有鸦片才是这种药物功效的唯一保证"。昂布鲁瓦兹·帕雷（Ambroise Paré）说，这种药在制备之后放四年才有效，十二年之后便会失效。还有一种"穷人的万应灵药"，只有四种成分：没药、龙胆、蜂蜜、马兜铃。

在法国路易十六时期，1777 年 4 月 25 日法国国王声明将不同的职业区分。也正是在这个时候，药剂师的称呼正式从"apothicaire"变成了现在使用的"pharmacien"，药品只能由药剂师来制备了。

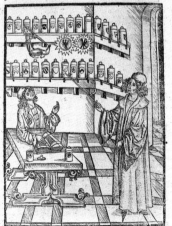

《外科学之书》当中的药铺

医生在讲授药罐里药剂的功效

1497 年

巴黎大学医学和牙科学联合图书馆

画面表现的是一家药铺的内部，我们看到一个医生（从他身穿的长袍和头戴的帽子可以看得出来）正在向学生讲授药罐里各种药剂的功效。我们在同一个出版商同一年出版的约阿拿·德·库巴的《百物辑录》中也可以看到这幅画，说明一个心灵手巧的艺术家的作品常常可以在不同的作品当中先后使用。

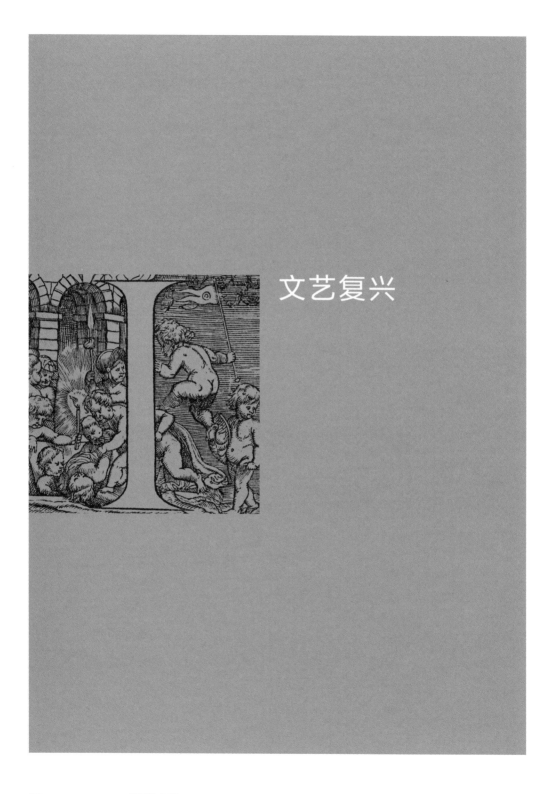

文艺复兴

这个孕育着新事物的世界将产生新的对宇宙的看法，被遗忘了多少个世纪的科学和哲学思想再一次出现在修道院和大学中。一系列的历史事件促成了思想复兴，这便是"文艺复兴"：首先，1348 年发生的败血性鼠疫使欧洲的人口减少了三分之一。这一灾难毫无分别地、不公正降临到所有的人头上，包括高尚的人、罪人、富人、穷人、无辜的人。原有的僵化的社会等级极其分明，而灾难动摇了其文化和宗教基础，使人们对信仰和既定的秩序提出了根本性的质疑。君士坦丁堡于 1453 年陷落，拜占庭的文人带着他们的希腊手稿逃往西方。这些文本便被直接译成了拉丁文。古腾堡发明了印刷机，为文艺复兴时期科学的传播和飞跃做出了贡献。一道冲击波穿过刚刚从瘟疫中复原的欧洲。1521 年，马丁·路德公开焚烧了"主，请起"通谕，对教皇的最高权威提出异议。马丁·路德被开除出教，导致了教会分裂，出现了宗教改革运动，而宗教改革又导致了长期的战争。

在医学领域，瑞士医生帕拉塞尔斯（Paracelse）具有反叛的精神和神秘学的思想，他游历了整个欧洲，一直来到奥托曼帝国。他还是天文学家和炼丹术士，想从金属盐中找到万应灵药——一种普遍医学的元素——和长生不老的丹药。帕拉塞尔斯反对希波克拉底、盖仑和阿维森纳的传统，所以招致欧洲其他医生的怨恨。1527 年，他成了巴塞尔大学的医学教授，在圣约翰日的夜里与一伙不安分的大学生一起，焚烧了阿维森纳的《医典》，从而向同事们宣战。一年之后，同事们一致反对他，将他驱逐出大学。他是一个思想独特而深刻的人，用德语讲课，而不是用拉丁语，也用德语发表关于梅毒、儿童疾病、外科学、神学、神秘科学等各种著作。在出名之后，他于 1541 年死于萨尔茨堡。

正是在这个动荡的时代，议事司铎尼古拉·哥白尼在他逝世的那年发表了《天体运行论》，他在书中提出假设，认为地球和行星是绕着太阳运行的。因此，地球不再是世界的中心。这种对宇宙的新看法从根本上否定了托勒密的宇宙论。传统知识不再是永远正确的，人们对现有的秩序提出了质疑，人们渐渐放弃了经院派的传统，开始以批判的眼光看待古人的作品。人们评注古人的作品，对古人的作品提出异议。直接观察和实验成为认识进步的基础。

对人体的第二次探索

自从公元 3 世纪的亚历山大之后，尸体解剖便受到严格的禁止。然而，从13 世纪初开始，宗教权力出于医学和法律的目的，开始允许解剖尸体以了解死亡的原因。1209 年始，在意大利教皇依诺森三世（Innocent Ⅲ）曾允许解剖尸体；瘟疫发生时，如 1286 年在克里莫纳，1302 年在波伦亚以及 1348 年在佩鲁兹，当腺鼠疫刚刚开始流行时，尸体解剖也得到许可。但这些仅为个案，从总体上来

《七卷本人体结构》当中一些巴洛克风格的男童夜间挖出尸体用于解剖
安德烈·维萨尔
约阿拿·奥波利纽斯
巴塞尔，1555 年
巴黎大学医学和牙科学联合图书馆
这幅很别致的图出自提香或者他的学生卡尔卡的画笔。

达·芬奇的徽章
阿尔封斯·特鲁瓦

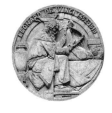

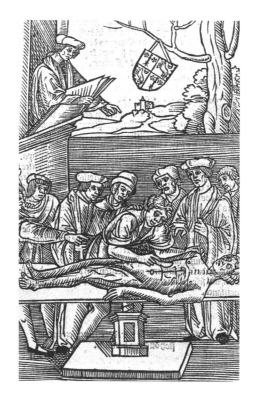

解剖课
姆丹·布约努瓦师傅
正在解剖
蒙迪诺·德·卢齐
洛特里杨和雅诺
巴黎，1532 年
巴黎大学医学和牙科学
联合图书馆

说，对人体的探索还是遭到严格禁止。

从 14 世纪开始，一些渴望知识的人们——医生和艺术家——冒着生命的危险探索人体的秘密，达·芬奇便是个很好的解剖学家。近 1510 年，他通过在夜间偷偷研究尸体，绘出人体解剖图——这些作品在他生前没有发表。米开朗琪罗也曾绘制人体解剖图。保罗·维罗内斯（Paul Véronèse）为利尔多·科伦波（Realdo Colombo，1516-1559）所写的《解剖学》画了插图。丢勒也对解剖学有兴趣。不过，真正导致革命性的改变，是弗拉芒人安德烈·维萨尔（André Vésale）的作品。

维萨尔出生于布鲁塞尔，从 1530 年在卢万开始学医，后来又在巴黎木柴场街的王家医学院学习。他在学校里接受了一些医生兼医院理事以拉丁文讲授的书本知识，比如解剖学家雅克·杜布瓦（Jacques Dubois，也叫 Jacobus Sylvius）和让·龚蒂埃·当戴纳什（Jean Gonthier d'Andernach）。学校以教条的方式教授盖仑的理论，当时盖仑的理论在医学界还是无可争议的权威。学院里每年只能组织两次尸体解剖，被解剖的常常是一些死刑犯的尸体。维萨尔在解剖动物时手法十分巧妙，很快便显现出与众不同。他渴望知道得更多，有时夜里到死婴的墓地寻找尸骨，他还去山上示众的"耻辱柱"研究死尸。1537 年，维萨尔被任命为帕多瓦医学院"外科讲师",也就是负责讲授解剖实践的教师。

在被任命的那一天,维萨尔第一次在公开场合解剖一个十八岁男青年的尸体。波伦亚大学蒙迪诺·德·卢齐(Mondino de Luzzi)于 1316 出版的第一本解剖学课本,讲述了传统的解剖课内容。按照传统的讲法,老师先要大声地朗读盖仑的文章,一个"剃须匠"粗手大脚地解剖动物,或者是人的尸体,虽然解剖人的尸体的时候比较少;每当"剃须匠"从尸体里拉扯出一件器官,便在听课的人面前晃动一番。维萨尔则不然,他亲自动手,一边解剖一边讲解,并不以正式的教科书作为参照。当时提香的一个学生卡尔卡(Jan Van Calcar)画了一些从解剖学的角度来看非常精确的人体解剖图,于 1538 年在威尼斯发表,标题为"六幅人体解剖图"。大多数医学、外科学和解剖学的作品中很少或者根本没有插图。1541 年,维萨尔开始编写著名的七卷本《人体结构》一书,于 1543 年在巴塞尔出版,与哥白尼的作品同一年问世。这本大型的对开本图书共六百六十三页,有两百幅木刻板画插图。一幅插图表现的是不到三十岁的维萨尔,在挤满了人的大阶梯教室里解剖一个妇女的尸体。《人体结构》显示了他的科学方法:面对现成的知识,要有怀疑的态度,直接观察尸体,在多个尸体上再现观察到的结果。他揭示了盖仑很多由于"解剖猴子所导致"的错误(大约两百个!),他用解剖作为工具,实行局部解剖和功能解剖,从而对生物力学和解剖技术进行思考。

这本作品让他获得了巨大的声誉。在《人体结构》出版之后,安德烈·维萨尔到巴塞尔查里五世的皇宫,以谋求"普通科家庭医生"的职务。自此,他便追随皇帝及其宫廷。1564 年,出于无人知道的神秘原因,他来到圣地。有人诬陷说他在解剖一个贵妇人的尸体时,死者的亲属看到被解剖者的心脏还在跳动,便指责他解剖活人。他遭起诉,被宗教裁判所判了死刑,菲利普二世减轻了他的刑罚,要他去耶路撒冷朝圣。在从耶路撒冷回来的路上,他突发高烧,在绝境中下了船,来到桑特岛(扎金索斯群岛),于 1564 年 10 月 15 日死于岛上。

炼丹术和
炼丹术士

伊万·布洛哈尔

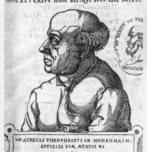

《流星之书》中帕拉塞尔斯的画像
帕拉塞尔斯
1566 年
巴黎大学医学和牙科学联合图书馆

对于炼金术士来说，"贤者之石"
可以将一般的金属变成黄金，但除此
之外它还有别的功效。

贤者之石和万应灵药

据阿尔贝·普瓦松（Albert Poisson）说，贤者之石"甚至能延长人
的生命，将其融于酒精中，可制成长
生不老的灵药"（《炼金术士的象征》
1891 年）。阿特菲于斯（Artephius）
声称通过贤者之石，活到了一千多
岁。让·德·拉斯尼奥洛（Jean de
Lasnioro）在《贤者之石的黄金论》
中暗示说，贤者之石具有起死回生之
功效："我实实在在对你说，如果一个
半死的人能够看看贤者之石的美和善，
一切病痛都会离他而去，哪怕他已濒
临死亡，也会起死回生。"据维尔诺夫
的阿尔诺（Arnauld de Villeneuve）
说，贤者之石"能让人身康体健，勇
气倍增；让老耄之人变成年轻小伙，
驱除辛辣之气，让毒素远离心脏，浸
润血管，强壮肺部，纯净血液，治疗
伤痛。病了一个月的，它一天就能治愈，
病了一年的，它十二天就能让人恢复，
如果是病了好几年的，一个月的时间
便可以健康如初。"（《玫瑰经》）。《晨
曦初露》的匿名作者把贤者之石的功
效说得更加特别："它能让放坏了、变
酸了的葡萄酒变成好酒，能消除胡须；
它能彻底消除皱纹和雀斑，让女人面
色回春；它能够帮助分娩；以膏药的
形式使用时，它能排出死胎。它能利尿；

它能当春药用，让人交合时力大无穷；它能醒酒；它能增强记忆……"

贤者之石诞生于东方，后出现在巴比伦、埃及、希腊，进入阿拉伯。通过拜占庭、十字军东征、被入侵的西班牙，在 8 世纪和 13 世纪间，伊斯兰世界将贤者之石传给了西方。热贝尔（Geber）是个多产的作者和转抄者，出自他之手的作品多达两千多种。他认为，四种原素（水、火、土、气）的组合能够产生硫和汞，将硫和汞混合，便可以创造出所有其他的物体。他肯定地说，在可以创造的所有的物体当中，具有嬗变功效的东西也同样具有治愈功效。他的努力是基于实验的，他会毫不犹豫地变换各种过滤、结晶等的器物来进行实验。他与雷扎斯开辟了西方炼金术的道路，作为西方炼金术的领头人，又名帕拉塞尔斯的他，从 16 世纪初便阐明了炼金术的博物学和医学特点。

这个时期出现了数千种炼金术文献。虽然很多是讲金属嬗变和炼金术的玄秘，以及炼金术的象征性语言的，但是其中有不可忽略的一部分，也可以被认为是真正的药学和医学论文，其根本目的是制药和治病。比如吉利尤斯·奥古斯蒂尼斯（Guirinus de Augustinis）的《香料大全》和米拉奈斯·保罗·苏阿德（Milanais Paolo Suarde）的《药剂师指南》。

类似的东西治类似的病

中世纪后期和文艺复兴时期再一次与一种古老的概念建立了联系。这种古老的概念认为，人的身体与外部世界密切相关。阿戴拉尔·德·巴斯（Adélard de Bath）在 12 世纪初期便声称说："如果创世者让草从土地里生长出来，这并不是无缘由的。"因此，类似的东西可治类似的病，即人们所说的"相似性理论"。给人治病的医生应当在动物、植物和矿物当中去寻找那些从外形、气味、颜色等方面，与人身体的某个部分相似的东西，或者能够让人想起病的症状的东西。帕拉塞尔斯列举说："鱼能祛毒[1]，螃蟹能治下疳，石头能够化解结石。"德国有名的炼金术士克洛利于斯（Crollius）在他死的那年发表的《基础化学》，是"一部重要的作品，阐述了人的身体、疾病和自然产物之间存在的多种联系"。我们从作品当中摘取了以下几段文字，从中可以十分形象地看到，理论是如何付诸实施的：

水生黄色的艾奥利草（aeorius）的根是一种治疗痢疾的良药，因为这种根的样子和颜色与痢疾患者的排泄物一样 [……] 出血时，需煎一副红檀木汤，红天竺葵汤，或者在手中拿一块红色的石头，或者一株红色的植物，用手攥紧，便能止血 [……] 草莓和麻风病有相似的地方，因此患了

---

① 法语的"poisson"（鱼）和"poison"（毒）词形相似。——译者注

配药室中的炼金术士
大卫·德尼埃（儿子）
弗朗德勒，18-19 世纪
油画
庇卡底博物馆，阿米安

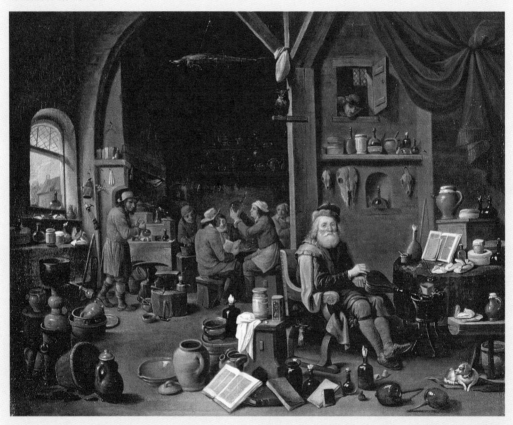

哺乳的处女与香橼
匿名
法国北部，16 世纪
木版油画，私人收藏

前景中的半个香橼从
形状上让人想到圣母
的乳房。喂养孩子的
乳汁是健康的。香橼
被认为是枸橼，从公
元前 7 世纪便在梅狄
（Médée）种植，具有
防止中毒的功效。相
似性的理论在这里
得到了明显的表示。

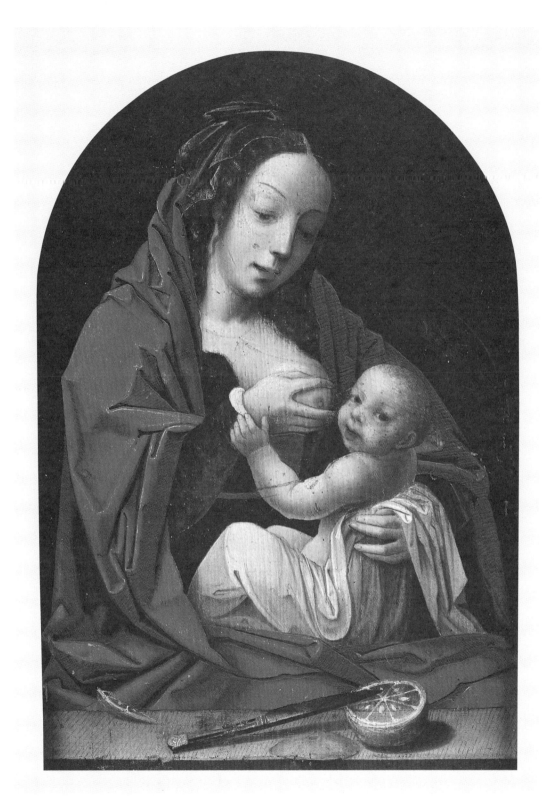

麻风病的人要喝草莓汁或者吃草莓 [……] 核桃的绿皮代表的是颅骨膜；硬皮与颅骨外观一样，所以对治疗这方面的病是有好处的 [……] 被称为"Aristoliocha rotunda"的荞麦，样子很像是女人的肚子，正因为如此，吃这种荞麦有助于分娩 [……] 胡萝卜能治黄疸，因为胡萝卜是黄颜色的 [……] 天香菜貌似阳具，用天香菜煎汤，可以治肾虚不举 [……] 牡蛎的肉很像是男儿的性器（阳痿）[……] 要想治疗妇女乳房皲裂，那就涂上一些奶牛乳房上的黏液 [……] 取一些木瓜四周的绒毛，用来煎汤，可以促使因病而脱落的头发再生 [……] 雄性孔雀的粪便可以治眼疾，因为雄性孔雀尾部羽毛上有眼睛的图案 [……]

炼金术士像古人一样，认为星相决定人的命运。因此，星相学在他们的研究和医学应用当中起着决定性的作用：黄金是金属之王，而太阳是星辰之王，是宇宙的中心；黄金与太阳联系在一起表示心脏，因而心脏是器官之王，也与星相中的狮子座（狮子是动物之王）联系在一起。故而狮子座与太阳神经丛相对应。

第五元素与有效成分

出生于阿尔萨斯的巴齐尔·瓦朗丁（Basile Valentin）第一次使用"spagirie"（"化学"一词的古称），但是，真正把自己的名字与这个词联系在一起的，却是帕拉塞尔斯。直到

文艺复兴之前，药剂师自己根据草药来配药，包括汤剂和合剂；所谓草药是指天然状态的植物，在水中稀释或者制成干粉。帕拉塞尔斯推广了酒精的使用。在他之前，雷扎斯和雷蒙·卢尔（Raymond Lulle）偶尔也用，但是到了13世纪，酒精才成为一种普遍的技术，用以提取药剂中的药用成分，提高药效，使"半盎司的效果超过一百盎司天然状态的植物"。

"秘素是某种天然元素的第五元素 [……] 第五元素是由最为精巧的颗粒按照其天然的比例组成的。所有的疾病都有一种支撑力（疾病的实体），医生要克服的，正是这种支撑力，用相应的特别药物的力量与之抗衡，药物的力量也就是从物质当中提取的秘素。显然，秘素存在于植物、动物、矿物的原料当中，但是秘素是以复合的形式存在的，如果让病人服用全药，那么病人必须'消化复合的成分'，以提取有效的成分。因此，十分重要的是，如何提取尽可能纯的成品，以使成品直接产生药效。"

这里所指出的，难道不是作为药典基础的有效成分的概念吗？

物质是某种整体，是可分的

炼金术的理论是以物质的统一性为基础的。巴齐尔·瓦朗丁声称："所有的事物都产生于相同的种子，万物都由同一个母体产生。"然而，同一种物质可分解为两种互相补充的成

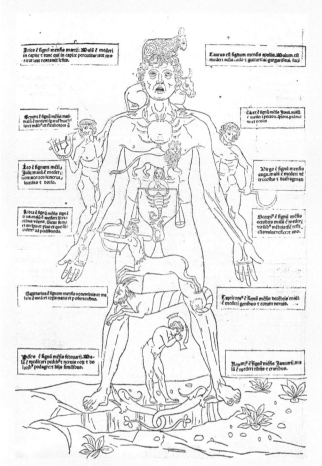

《医学图集》当中的人体
黄道十二宫
约阿拿·冯·凯塔姆
约阿拿和格利高利乌
斯·德·格利高利伊斯
威尼斯，1495年
巴黎大学医学和牙科学联
合图书馆

这幅图表明了当时的宇
宙论与医学之间的联系，
这种联系在希波克拉底
学派和在盖仑学派的文
献当中都可看到。19世
纪出现维克·达齐尔、比
沙、克洛德·贝尔纳的实
验革命之后，诊疗才不再
参照星相。

《黄金三足鼎：精选
化学论文三篇》中炼
金术士的作坊
米卡埃尔·马耶
弗朗高福蒂，吉尼
1618年
巴黎大学医学和牙科
学联合图书馆

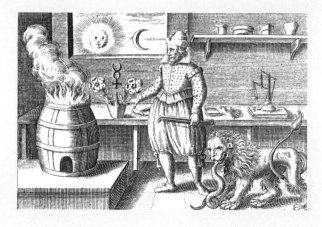

分，相当于硫和汞；盐或者砷在两种成分之间起到了联系的作用。由于成分比例的不同，才有了物体的多样性。艾斯巴尼亚（Espagnat）说，"世界上的任何事物都不会死亡，一切事物都在过渡和变化中。"咬尾蛇（ouroboros）便说明了这一原则。的确，爬行动物通过蜕皮，表现了物质的特点，形式可以变化，但本质是不变的。

从帕拉塞尔斯开始，炼金术士的目的，是通过发明，或者做出可以冷冻、烧结、升华等的器械，从而掌握一种手段，取得上述三种物质，然后再自由地将三种物质组合起来。由此我们可以看出，医生可以纠正在病人身上观察到的不平衡，从而对病人进行治疗。

更多的治疗手段

炼金术士们试图不断发现嬗变的秘密，以制备出尽可能有效的药物，因此深入地研究植物、动物、金属及其各自的特性。16 世纪始，他们认为"三氯化锑"可治疗动物咬伤后的伤处。还认为"地狱之石"，即从银和硝酸溶解得到的硝酸银，具有消毒和杀菌的作用。如果说锌、氧化铁、硫酸镁有疗效的话，那么黄金定有特别的地位，中国人在公元前 3 世纪便已使用黄金。黄金是完美的金属，可以"使肌体获得抵抗各种疾病的极大能力"。巴齐尔·瓦朗丁在《锑的胜利战车》中就

向我们揭示了制备可饮用黄金和雷金的秘密。在制备雷金时，可将黄金溶解在王水之中，同时用"酒石油"（碳酸钾）沉淀。然后，将液体澄清，并收集其中的沉淀物，晾干。他还补充说："千万不能用火烤干，也不能放在太阳下晒干，因为所得到的石灰立刻就会消失，并发生强烈的爆炸。用醋处理过之后，再使用时就不会有危险。"

要想取得可饮用的黄金，他将黄金与汞混合，使黄金化成粉末，再溶解于王水之中。然后，通过蒸馏和王水的蒸发，将氯化物和结晶金分离开来，把结晶金溶解在蒸馏醋中。帕拉塞尔斯提出了一个处方，雷姆利（Lémery）也在发表于 1716 年的《通用药典》当中提出了自己的处方。尼古拉·勒费弗尔（Nicolas Lefebvre）在《化学讲稿》当中也有一个处方，告诉我们怎么制作黄金酊剂。

取半德拉格姆（dragme）的黄金，并溶解在两盎司的王水之中，在溶液中倒入一盎司刺柏精油。该精油变为黄色；然后准备脱色的王水，用漏斗倒进去。然后，在这种油里倒入酒精，将油稀释。让这两种物质慢慢消化一个月到两个月。在这期间，酒精会变成黄色，继而又变成红色。

这种酊剂具有发汗的作用，在适当的饮料当中加入六到二十滴饮用。

直到今天，在很多病的治疗中都使用黄金，从风湿病到骨炎、忧郁症和心血管系统疾病。

炼金术的理论虽然不完整，却

表明人们有兴趣建立假设，有进行推理，也说明人们具有不可否认的实事求是的态度和批判精神。德尼古（F. Denicourt）说："炼金术士在探索自然的同时，为研究自然做了准备，探索种种研究途径，开启了我们今天称之为的公共健康和伦理领域；他们是先驱，他们像我们今天的医生和药剂师一样，身为社会一分子并为社会的福祉而努力。"

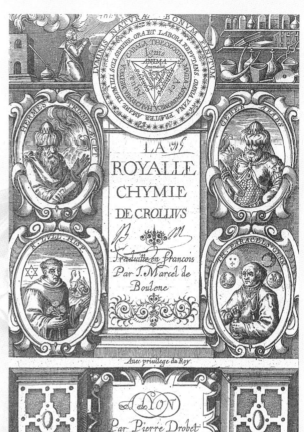

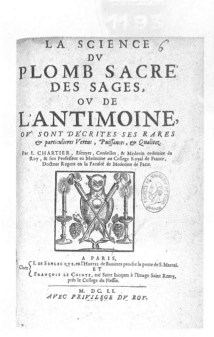

《基础化学》插图
奥斯瓦尔德·克洛利于斯
皮埃尔
德洛贝，里昂
1624 年
巴黎大学医学和牙科学联合图书馆

在标题的两边，有四个椭圆形的徽章，表现的是炼金术的鼻祖：亚历山大的伟大的赫尔梅斯（Hermès Trismégiste），也就是埃及人的托特神，据说有些哲学和炼金术的作品出自他手；热尔贝（Geber）或称阿拉伯人贾比尔（Djabir l'Arabe,）；西班牙人雷蒙·卢尔约（Ramon Lull l'Espagnol）；以及帕拉塞尔斯。上方，正在火炉和烧杯之间祈祷的炼金术士被神圣之光所照亮。炼金术士正在寻找贤者之石，人们认为贤者之石能将铅块变成金子，也是治病的万应灵药。顶部的圆环以几何图式综合了大自然的宏观世界和人所形成的微观世界之间的对应理论。

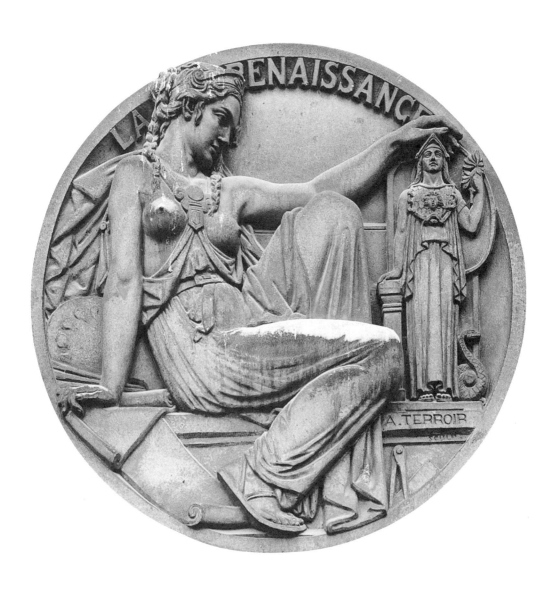

文艺复兴的徽章
阿尔封斯·特鲁瓦

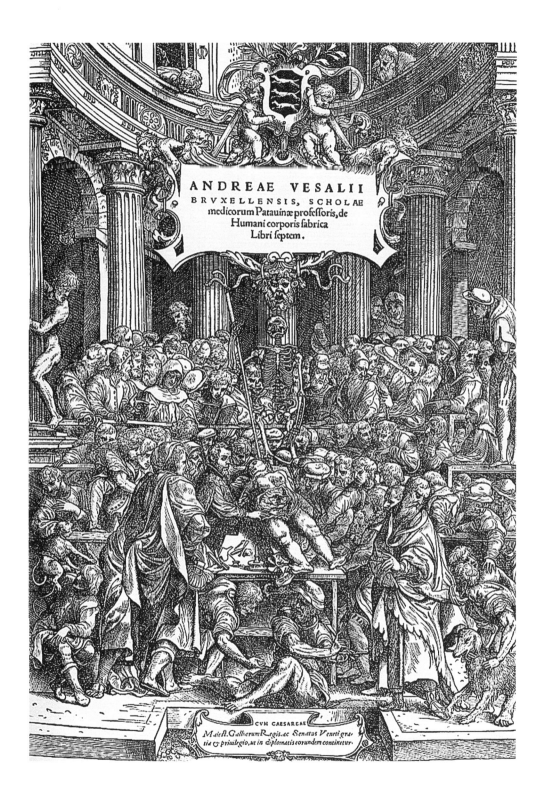

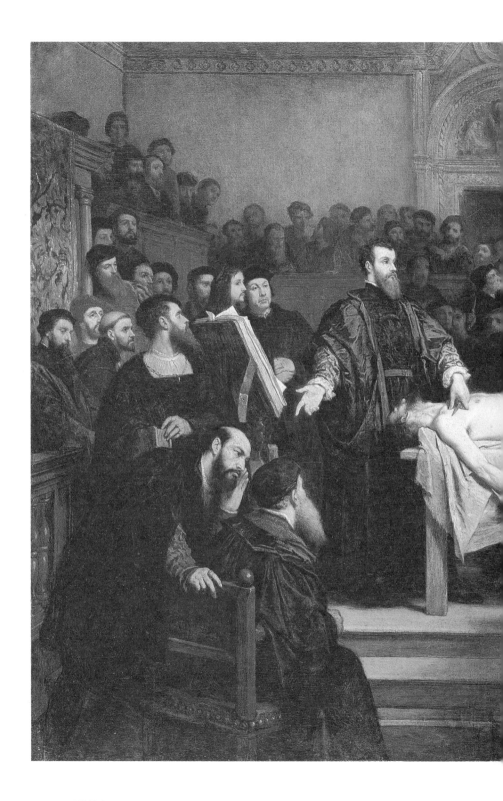

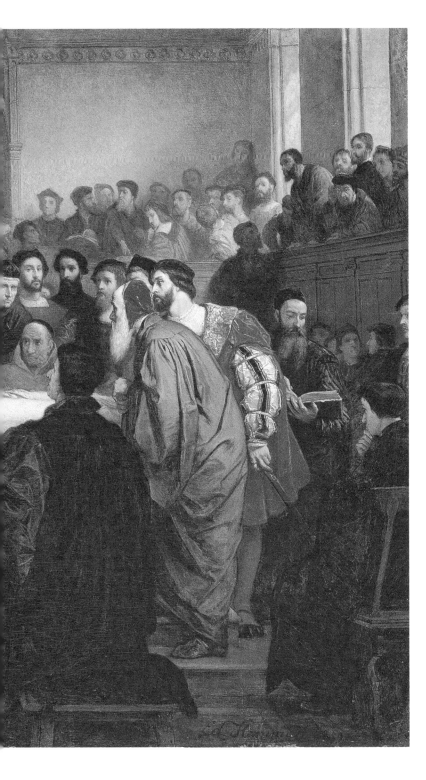

1546 年安德烈·维
萨尔在帕多瓦
艾德华·约翰·哈曼
马赛美术博物馆

　　　　　发现人的身体

昂布鲁
瓦兹·帕雷

伊万·布洛哈尔

《十卷本外科学》中
取出膀胱结石时人的
姿态位置插图
昂布鲁瓦兹·帕雷
让·勒鲁瓦耶，巴黎
1564 年
巴黎大学医学和牙科
学联合图书馆

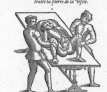

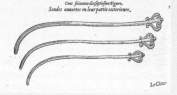

昂布鲁瓦兹·帕雷是护士兼剃须匠，1536 年被招募进意大利军队，成为战地紧急救护方面的主要创新者。他改进了从伤者的身体内取出普通箭头或弩的方镞箭头的技术，也改进了穿骨术和截肢术。帕雷不仅仅是军医，他也关注与老百姓有关的外科手术，尤其是结石手术（膀胱结石取出术），在麻醉出现之前，由于疼痛之剧烈，这是人们最害怕的手术之一。

有关这方面的故事都说这种手术无异于折磨，简直就是酷刑；儿童也会患这种病，而且我们很容易想见，除了结石本身导致的痛苦之外，在手术的各个不同阶段，受术者会感到多么恐惧："我们以一个年轻的孩子为例：外科医生让他坐在一个人的膝头上，在他的屁股下面垫上厚厚的好几层布。他的屁股向上翘起。外科医生左手的两根手指尽可能深地伸进他的肛门，另一只手向下压他的小腹部，以使结石从耻骨上面向下到股骨颈。在此之后，外科医生要在距肛门两指远的会阴处，用两面锋利的刀片做个切口，慢慢切下肌肉，一直切到结石，但要注意不能切到肠子。这时，他便可以拿到并取出结石了。"（帕雷）

在帕多瓦，维萨尔的追随者继承了他的事业，包括加布里埃尔·德·法罗（Gabriele de Fallope）、法布利齐·达古瓦庞登特（Fabrizi d'Acquapendente）和英格拉西亚（Ingrassias）。其后，巴黎、罗马、波伦亚、巴塞尔、牛津、西班牙、意大利的解

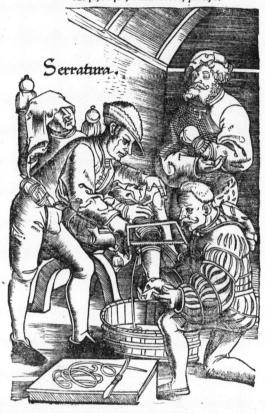

Arm/Beyn abfchneiden hat fein kunft/
Vertreiben den entzündten brunft/
Gehört auch nit ein yeden zů/
Er fchick fich dann wie ich ym thů.

Serratura.

《放血人》当中的腿
部截肢
汉斯・冯・盖斯朵夫
肖特
斯特拉斯堡，1540 年
巴黎大学医学和牙科
学联合图书馆

剖学家们可以详细地描述人体的解剖结构了，一直到 18 世纪。

在法国，昂布鲁瓦兹・帕雷（Ambroise Parée）将维萨尔的发现应用于外科学。这个巴黎的护士兼剃头匠是意大利和法国战场上的职业军医，在很多领域让战地外科学取得了进步。1552 年，他第一次在截肢时使用动脉结扎，从而避免使用铬铁烧结血管，挽救了很多人的生命。在治疗火器外伤时，他取消了滚油的使用，并改善了对结石病的治疗。他用法文发表了很多解剖学和外科学的著作。1561 年，受《人体结构》的启发，他写了《通用解剖学》，开始向外科医生兼剃须匠教授解剖学，从那以后，外科医生兼剃须匠也开始拥有真正的治病技艺。在宗教战争期间，他曾多次担任法国的战地外科医生。

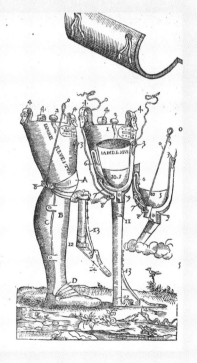

《昂布鲁瓦兹・帕雷
二十八卷本全集》中
的假肢图，木腿介绍
昂布鲁瓦兹・帕雷
加布里埃尔・布翁
巴黎，1585 年
巴黎大学医学和牙科
学联合图书馆

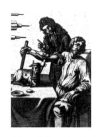

《桂冠或者小外科学》
当中 1668 年在德国
的第一次输血：医生
将一只羔羊的血输给
病人
马萨厄·高特弗雷
德·普曼
米卡埃尔·罗赫拉
奇斯，法兰克福
1692 年

维廉·哈维的血液循环

在 17 世纪，维廉·哈维的著作主导了人们对身体的探索。哈维 1578 年出生于肯特郡福克斯通镇，当时英国是个强大的国家，不断发现海外陌生的世界，并支持科学的进步。富有的商人投资开办民众教育中心、"学院"。学院是自由的，且独立于大学。约翰·卡尤斯（John Caius）博士是个医生，在帕多瓦与伟大的维萨尔有过来往。他重建并扩大了剑桥医学院。每年，剑桥医学院中都对执行死刑的犯人尸体进行解剖。1594 年，十六岁的哈维便在这里开始学医。在取得学位之后，他于 1599 年决定去帕多瓦深造。他在帕多瓦受到著名的解剖学教授法布利齐·达古瓦庞登特的教导。

这一时期几项新发现对哈维的血液循环发现起到了决定性的作用。他通过《人体结构》得知，与盖仑所说相反，左右心室之间的中隔厚而密，血液根本无法从右心室流向左心室。这一观察所导致的必然结果便是肺部的小循环——一个非常有见识的想法——米歇尔·塞尔维特在 1553 年便描述过肺部的小循环，利尔多·科伦波在 1558 年也描述过肺部的小循环，他们都是在提到已经被人遗忘了的伊本·纳菲（Ibn al-Nafis）在 13 世纪的一个想法时提及。塞尔维特描写道：

> [心室间的]这种沟通不是像人们一般所认为的那样，通过心脏的中间隔来实现的，精妙的血液在被产生之后，经过漫长的迂回流动，从心脏的右心室开始，通过肺部流经长长的道路。血液在肺部经净化，变得更加清亮，并从动脉管 [肺动脉] 流到静脉管。就这样，在心脏的舒张期，左心室吸收了这种混合的东西，以产生生命精神，并将其送往整个身体的动脉当中 [……]与血液混合的空气通过静脉管从肺部被送往心脏，因此，混合是在肺部进行的。赋予血液鲜红颜色的，是肺部，而不是心脏。

他还注意到他的老师法布利齐·达古瓦庞登特发现的静脉瓣膜的重要性。达古瓦庞登特于 1574 年写道：

> 一些十分细小的瓣膜位于静脉腔内，通向肢体的静脉腔内尤其多见，我称之为小门（孔口），或者静脉瓣膜。瓣膜是分段排列的，有的时候是单独一个，有的时候是成对出现。其开口面向静脉口……

最后，安德里亚·切萨尔皮诺（Andrea Cesalpino，1519-1603）的

《关于动物心脏与血液运动的解剖研究》一书的书名页
维廉·哈维
法兰克福，1628 年
巴黎大学医学和牙科学联合图书馆

EXERCITATIO
ANATOMICA DE
MOTV CORDIS ET SAN-
GVINIS IN ANIMALI-
BVS,

GVILIELMI HARVEI ANGLI,

Medici Regii, & Professoris Anatomiæ in Col-
legio Medicorum Londinensi.

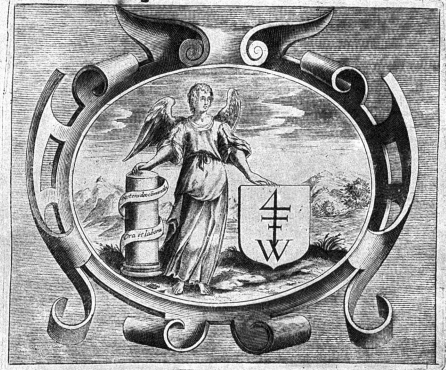

FRANCOFVRTI,
Sumptibus GVILIELMI FITZERI.
ANNO M. DC. XXVIII.

发现也指出，心脏的瓣膜使血液只能单方面流动，不可能回流。年轻的哈维注意到这些，1602 年回到伦敦之后，便致力于通过实验研究血液的循环。在思考静脉瓣膜的作用时，哈维明白瓣膜的开启方向决定了周围静脉血只能回流向心脏。在研究开始时，他先观察狗和猪的心脏跳动，以弄清楚心脏复杂运动的秘密。当心脏运动弱下来，变慢了，一直到最终停止时，死亡也就到来了。他转而观察冷血动物，比如蛇和青蛙，这些动物透明的心脏跳动得比较慢。他注意到，心脏"收缩"时，颜色会变得较淡，因为心脏在收缩的同时，会排空里面的血液。在"舒张"时，血液会充满心腔，心脏又会恢复其本来的颜色。

哈维注意到，没有肺的"低等"动物，比如鱼，只有一个心室，心室接收来自静脉的血液，再送往动脉。他转而观察胎儿，在出生之前，胎儿的肺还没有运行，他注意到胎儿的心脏好比只有一个心室，血液连续地通过两个心室之间的通道，也就是心房隔壁上的孔（"博达尔孔"）流过，通过动脉渠道，使肺动脉和主动脉沟通。这个孔在胎儿出生时，只要胎儿开始呼吸，便立刻被堵死。

但是，从心脏向组织排出的血液到哪里去了呢？哈维做了一个简单的估算。他估计一个人的左右心室中所包含的血量大约有三盎司（每盎司相当于三十克）。心脏每分钟平均收缩七十二次，每小时向组织送出的血量大约为八千六百四十盎司，也就是向主动脉送出至少两百五十公斤的血液，相当于三个人的体重。如果没有循环，静脉管将会排空，而动脉管将饱满到被涨破了的程度，因为送到动脉管中的血流量太大了。这怎么可能？在医学研究的发现当中，测量和计算第一次起到决定性的作用。

组织里的血液应当通过静脉管又回到了心脏。为了证明血液通过静脉的回流，他结扎了某些动物的腔静脉，比如蛇，结果是，心脏继续收缩，里面的血很快便完全排空了。在人的身上，他注意到，把肢体捆住时，如果捆绑得特别紧，脉搏就会消失。如果捆绑得不是特别紧，那么捆绑处以下的地方静脉管会膨胀起来。血液的确是从动脉流向静脉，而不是相反。

还有一点没有搞清楚。血液是如何在组织当中从动脉流向静脉的呢？哈维假设存在一些组织接合或者孔隙，从而使血液从动脉流向了静脉。1661 年，波伦亚的马塞罗·马尔皮吉（Malcello Malpighi）发现了这种接合。马塞罗·马尔皮吉在连接小动脉和小静脉的肺部，用显微镜观察到毛细网。

1616 年 4 月 15 日至 18 日，哈维第一次公开阐述了他的血液循环理论。当时他三十八岁。但是，等到 1628 年，他才发表了《关于动物心脏与血液运动的解剖研究》。他的作品非常简要，只有七十二页。发现血液循环之后，心脏只

《关于动物心脏与血液运动的解剖研究》中血液循环的证明
维廉·哈维
法兰克福，1628 年
巴黎大学医学和牙科学联合图书馆

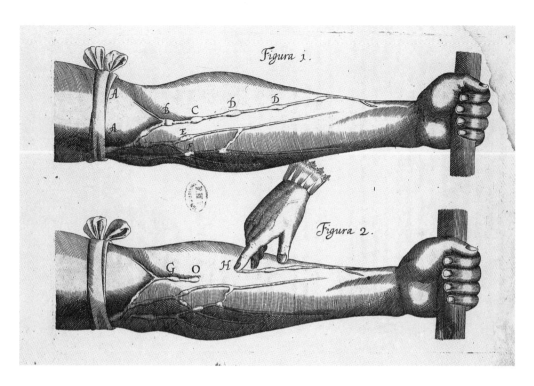

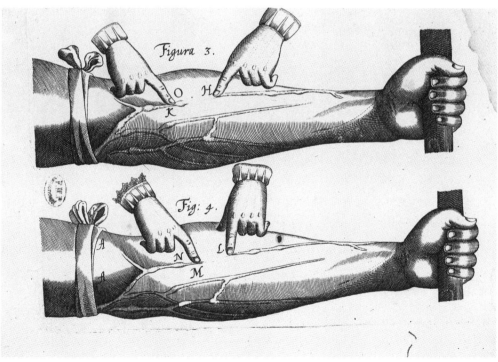

　　　　　　发现人的身体

不过成了一个再简单不过的泵。生命精神在血管中推动血液的思想再也站不住脚了。人体只不过是一架机器而已。哈维由此得出病理学的结果："对于感染、有毒的伤害、蛇咬或者狂犬咬伤来说，只要人体的某一个地方受到伤害，整个组织便都会受到感染。"对于治疗来说："在外部敷用的药物也好比内服一样起作用。"我们很难相信，经过证明，血液在身体里循环这样简单的思想，却在大学里受到人们疯狂的反对。哈维不知疲倦地继续动物生殖的胚胎学研究，并一生行医，于1657 年逝世，享年七十九岁。

尾声

发现血液在我们身体内的循环，是现代医学的一个伟大的转折点，并由此而产生了人是一架机器的观念。1664 年，数学家、物理学家和哲学家勒内·笛卡尔试图将人列成方程式。在出版于 1637 年的著名作品《方法论》当中，他介绍了自己的灵魂观和世界观。他认为身体就像一架非常协调的机器一样运转着。他预感到机器人观念在未来的发展，尤其是生物测量和生物力学的发展。

在 18 世纪，思想好奇的人和有文化的贵族都对解剖学很感兴趣，他们像看演出一样去观看公开的尸体解剖。有些人想用整个画廊来展示人体解剖图，比如让·奥诺雷·弗拉高纳（Jean Honoré Fragonard, 1732-1806）便有一套这样的展品，用染色的蜡来制作解剖器官的复制品在意大利也很时髦。病理解剖取代了研究解剖，在器官的损害和病理之间建立了联系。帕多瓦的乔瓦尼·巴蒂斯塔·默加尼（Giovanni Batista Morgagni, 1682-1771）和英国的约翰·亨特（John Hunter, 1728-1793）便致力于这样做。19 世纪，克萨维埃·比沙（Xavier Bichat, 1771-1802）为理解病理，开始研究人体组织，并在《膜论》中将人体组织区分为二十一种。他为组织学和现代病理解剖学开辟了道路。今天，对人体和病理过程的探索到了分子层次，但还远没有结束。

向大脑传输信息的神经功能演示
勒内·笛卡尔
奥菲西纳·哈其尤斯
莱顿，1664 年
巴黎大学医学和牙科学联合图书馆

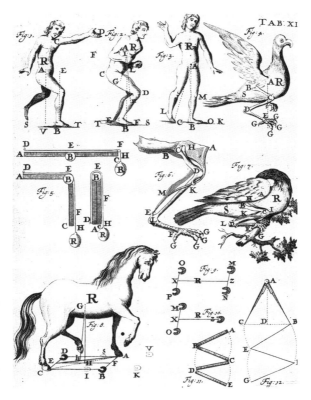

说明躯体运动的示
意图
《论动物的动作工》
莱顿，1685 年
巴黎大学医学和牙科
学联合图书馆巴黎

解剖插图
小史

伊万·布洛哈尔

在很长一个时期，解剖学的历史只由文字表达。盖仑的文章沿用了赫洛菲勒和埃拉西斯特拉图斯的术语，同时附带一些个人的观察。在16世纪之前，解剖学著作不带插图。蒙迪诺·德·卢齐的著名作品《解剖学》没有任何图形的表示。其后，如17世纪的里约朗（Riolan）或者19世纪初的比沙（Bichat）对插图的作用仍然表示怀疑："在解剖学当中，我们的感觉既应当来自触觉，也应当来自视觉。"

但从16世纪初开始，随着约阿拿·凯塔姆（Jean de Ketham）的出现，解剖学图示已成为大势所趋。凯塔姆将人体与普遍的系统综合在一起，说明宇宙学与医学之间的联系，从古人那里继承来的这些联系在当时仍然存在。雅克·戴帕（Jqcques Despars）第一个以图画形式表现独立的人体。洛朗·弗利斯（Laurent Fries）用透视法表现解剖图，并通过巧妙的影线画法，让插图具有立体感。

在文艺复兴时期，人体的画法与中世纪的截然不同。中世纪的表现方法是僵化的，有等级的。文艺复兴以来，对人体的表现形式越来越多，取代了印刷术初期少数几幅人体的图画。显而易见的是，印刷术的出现对这一变化具有决定性的意义，正如解剖学和外科学所取得的进步也具有决定性的意义一样。在这一时代，人们开始真正地谈到文字与插图之间的互补性，表明科学和艺术之间存在着密切的联

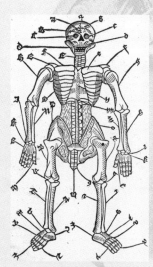

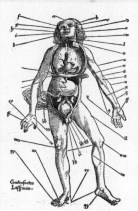

《雅克·戴帕对梅舒齐作品中选取的方剂按字母顺序的简论》中的人体骨骼
雅克·戴帕
尼古拉·沃尔夫
里昂，1500年
这是表现人体骨骼的最古老的图画之一。人们在很长时间里错误地认为这幅图出自瓦莱斯克·塔朗特之手。

Spiegel der Artzney 中的解剖学
洛朗·弗朗斯
贝克，斯特拉斯堡
1529年
巴黎大学医学和牙科学联合图书馆

系。达·芬奇就是一个神奇的象征。由于对解剖学的深刻了解，达·芬奇不断地改进自己的绘画技法——据说他与解剖学家托尔（della Torre）一起解剖过近三十具男尸和女尸，而且曾经打算共同出版一本供艺术家和医学大学生使用的图书。

16世纪是解剖插图的伟大世纪。这时的插图越来越准确、恰当，因为图不仅仅是根据描述，而是根据实际的观察画下来的。在这方面，维萨尔1543年出版的《人体结构》是一个真正的转折点。至少在两个世纪期间，他的图都是人们的模板。一个新的时代出现了！人体可见的组成部分和器官、肌肉、骨骼有史以来第一次被人们以详细的方式表现了出来，其详细的程度远远超出了中世纪的示意图。骨骼图和结构解剖图配以意大利式的景色和建筑背景，再一次拉近了科学世界和美学世界之间的距离。

技术上的革命是凹版木刻的出现。凹版木刻逐渐代替了凸版木刻。凹版木刻是16世纪中期引进的，到了17世纪大行其道。这种印刷技术可以把复杂的图画表现得十分精细，非常适合于和笛卡尔同时代的人们，他们具有古典的精神，追求准确、严格。1630年之前，铜版雕刻是最常用的印刷技术。也是在这几年，雅克·卡洛（Jacques Callot）从意大利引进了腐蚀铜版法，"将硬漆涂在铜版上，艺术家便可以很容易地在硬漆上作画，笔画刻掉硬漆，露出铜板的部位被酸

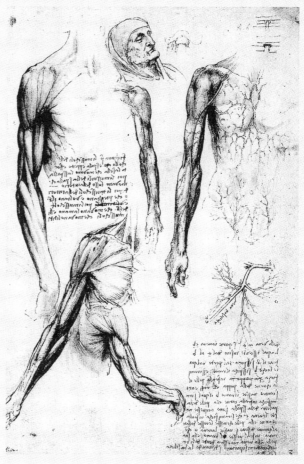

手臂和胸廓肌肉及静脉解剖图
（约1509—1510年）
达·芬奇
在用黑色石头描绘的印迹上，再用棕色钢笔渲染
温莎城堡王家图书馆

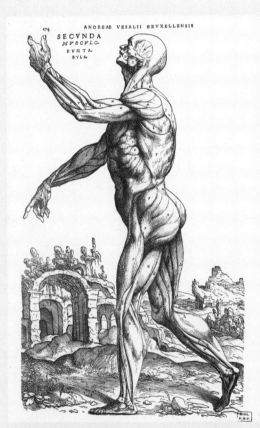

《人体结构》中的结构解剖图
安德烈·维萨尔
巴塞尔，约阿拿·奥波利纽斯
1543 年
巴黎大学医学和牙科学联合图书馆

《解剖学提要》中的人体解剖
安德烈·维萨尔
巴塞尔，约阿拿·奥波利纽斯
1543 年
巴黎大学医学和牙科学联合图书馆

液腐蚀掉"，这种技术有时候和雕刻刀的技术组合使用，效果非常好。然而，实践当中这种技术也有其极限，那就是成本太高，导致书中解剖插图极少采用，而且即使有图也很简单，非用不可时才会用，而不是喜欢用时就能用的。

约阿拿·利姆林（Johann Rimmelin）并没有为解剖图带来新的东西，但他的特点表现在"三幅对开的插图，插图上像某些现代的作品一样，将解剖器官单独分离出来，排列摆放"。

在这方面，热拉尔·德·莱累斯（Gérard de Lairesse）应当具有特别的地位。莱累斯是荷兰画家，因其人像、历史画卷和神话场景主题而著称，巴黎大学医学和牙科学联合图书馆保存有他创作的一百零六幅渲染技法的插图画。冯·古斯特（Van Gust）和布鲁特林（Blootling）为毕德罗（Bidloo）的《人体解剖》绘制插图时，参照了这些很有特色的图画，"图画很美，通过解剖学衬托出了人体的完美"。

在 18 世纪，人们的解剖学知识大大增加，如阿尔比努斯（Albinus）、斯卡帕（Scarpa）、哈雷（Haller）都对此做出了贡献。理性的世纪也是优雅和诱惑的世纪，这个世纪的出版商和印刷商也想"取悦人们的眼睛，想通过图画来表达思想"。人们最喜欢采用的技术就是铜版雕刻，经过蚀刻的铜版再用刻刀进行细部修改。但是，当时的华托（Watteau）、布歇（Boucher）、

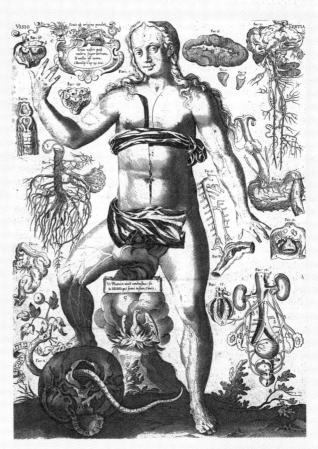

《显微镜描述》中的妇女解剖图
约阿拿·利姆林
法兰克福，1660 年
巴黎大学医学和牙科学联合图书馆

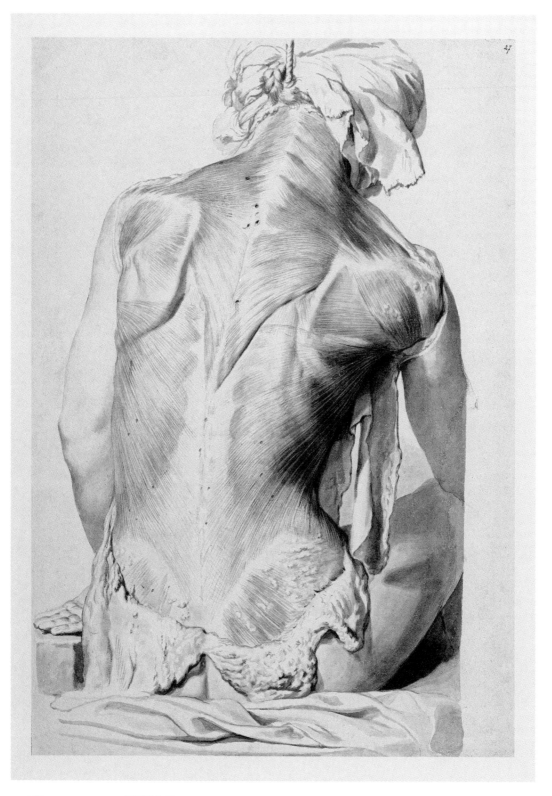

弗拉戈纳尔（Fragonard）的图画风格皆轻佻、浮浅，会有人重视人体的骨骼和结构的解剖图吗？有，但条件是这些图画的背景能够振聋发聩，甚至能引起神奇的想象。

贝尔纳·西耶弗莱·阿尔比努斯（Bernhard siegfried Albinus）出生于1697年，从1719年开始做解剖学和外科学教授，1747年写出了他的代表作《人体骨骼和肌肉图册》。这本文集包括四十幅插图，是交给莱累斯的学生温德拉（Wandelaer）制作的，"图画非常好，不仅在科学上非常准确，且具有大胆的神奇想象，有艺术追求，使得这本书可以与维萨尔的书媲美"。在这些插图当中，有一幅人体骨骼图，颇具"伟大世纪"的风格，图中的人体似乎正在迈着舞步，背景是一头犀牛，也许是为了衬托出解剖主体优美的体形，或者是为了突出主体。在18世纪后半叶，雅克·加姆林（Jacques Gamelin）《根据实体绘制的人体骨骼和肌肉新图集》在医学方面没有任何突破，但其中的图画无可争议地非常优美。雅克·加姆林从1776年开始担任蒙伯利埃美术学院的院长。艺术家们承认他的蚀刻技巧和雕刻刀法都十分高超，而且他的作品有动感，体态自然，不是寻常手法可比。

如果说中世纪末期便有人试过绘制彩色的解剖图——我们看到有些手工上色的图画，1627年也出现过三色套印的图画（黑、深红、淡红），但是，要等到18世纪初期，随着布隆（Blon）

的出现，一种新的技法才发展起来。他的学生拉德米哈尔（Ladmiral）和高梯埃·达高蒂（Gautier d'Agoty）自称是这种技法的发明者。高梯埃·达高蒂是画家和雕刻家，他"通过几层小版的套印，力图表现油画的效果"。在这些作品当中，我们以其中的一幅《解剖学天使》为例，图中表现了一个优美的女性侧身像，背部的皮肤像翅膀般张开，露出肌肉。

19世纪的解剖学插图追随了思想运动的轨迹，先是在大卫的影响之下，向古代回归，表现为抒情的浪漫主义，后来又出现了现实主义，既表现了资产者的严格，也表现了从工业化中产生的社会忧虑。在向木刻回归的同时，一些新的技法也发展起来，比如钢版雕刻和石版画，使得经常是彩色的雕版画跻身于艺术的行列。摄影也参与了科学著作中的图画革命，而这个时候的科学著作插图变得技术性越来越强。在19世纪末和20世纪，"幻象，神奇的想象已经没有地位，严格的资料无可争议地占据了主导的地位。现代的著作已经远不是刚刚出现印刷术时那种怯怯的摸索；然而，如果四个世纪的医学知识探索是由图书形成的一根长长的链条的话，那么现代的著作不正是这链条的最后一环吗？"

《毕德罗的解剖学》（1685年）中的一幅解剖结构图。作品当中包括106幅用渲染技法绘制的插图。
热拉尔·德·莱累斯
17世纪
巴黎大学医学和牙科学联合图书馆

《人体骨骼和肌肉图册》中以犀牛为背景的人体解剖结构图
贝尔纳·西耶弗莱·阿尔比努斯
韦贝克，莱顿
1747 年
巴黎大学医学和牙科学联合图书馆

《根据实体绘制的人体骨骼和肌肉新图集》中的一幅插图
雅克·加姆林
德西亚桑，1779 年
巴黎大学医学和牙科学联合图书馆

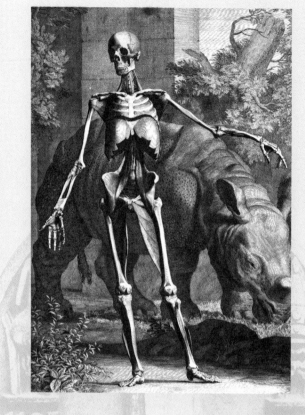

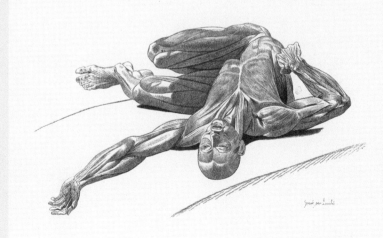

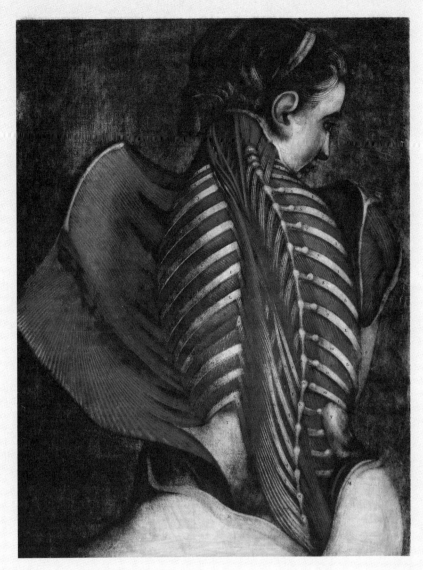

《彩色和实物大小肌
肉解剖全图图集》当
中的"解剖学天使"
高梯埃·达高蒂
巴黎，高梯埃
1746 年
巴黎大学医学和牙科
学联合图书馆

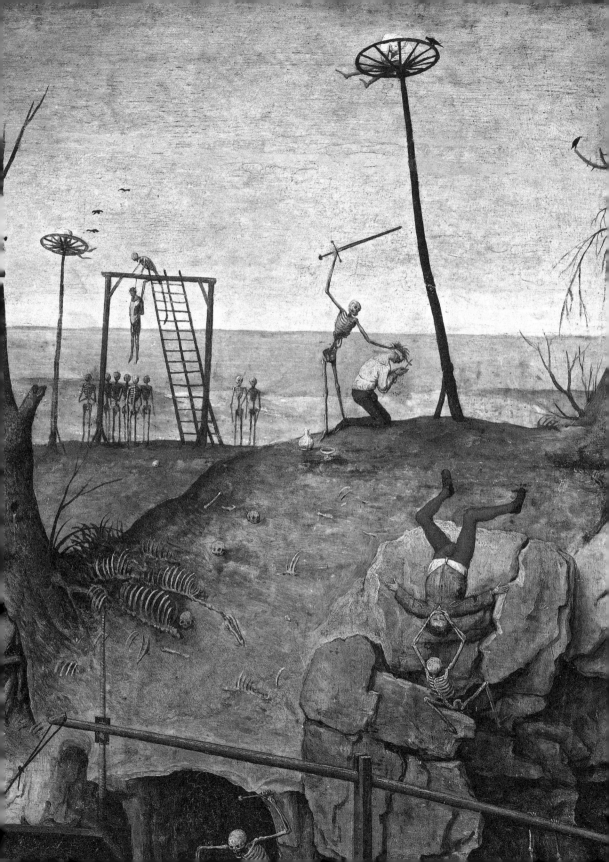

发现看不见的

生命世界

帕特里克·贝什

《死亡的胜利》局部
皮特·布雷哲尔
壁板油画，1562 年
普拉多博物馆，马德里

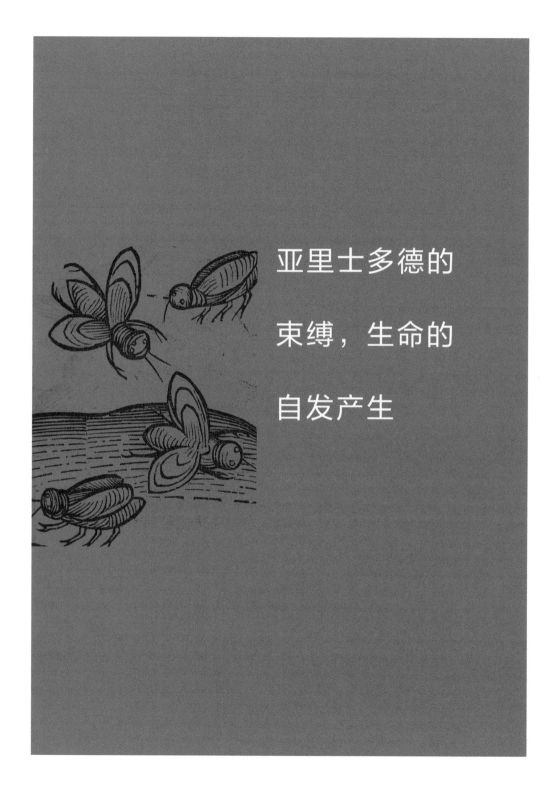

亚里士多德的
束缚，生命的
自发产生

生命源于何方？古希腊人从公元前 6 世纪便对此提出过很多疑问，直到 19世纪，人们还一直在争论这个问题。可用裸眼观察到生命体的存在：植物、动物、昆虫、泥土、粪便、垃圾、腐烂的尸体、水塘的死水、河流和海洋中蠕动的虫子。面对大量存在的生命，公元前 5 世纪爱奥尼亚的哲学家泰勒斯、安纳西曼德、色诺芬尼认为，动物和植物是自发地在河泥和潮湿的土壤中产生的，太阳温暖的光线和空气促进了这一现象的生发。在这个基础上，安纳西曼德向前迈进了一步。他认为，整个有生命的世界，地上的动物、海洋里的鱼和空中的鸟，都来自于一个原初的胚胎。这种"原始萌生理论"被阿那克萨戈拉、恩培多克勒以及原子论的唯物哲学家德谟克利特承继下来。这一思潮导致了"自发产生"概念的出现，亚里士多德于 350 年提出：生物可以通过被动的本源"物质"和主动的本源融合，通过"形式"和"灵魂"的融合而产生。安纳西曼德的四种元素——土、气、火、水——是有灵魂的，可以导致产生各种生物。因此，生命的自发产生是太阳和雨水对土壤物质（包括粪便、海洋淤泥等）孕育作用的结果，说明了复杂生物是如何出现的，比如软体动物、昆虫、螃蟹等。因此，在特殊的条件促使之下，河流的淤泥当中可以自发地产生泥鳅，或者在献祭的公牛腐烂的肚肠当中自发地产生蜜蜂……陆地上因此而出现了植物和陆生动物，水中出现了水生动物，空中出现了飞鸟。亚里士多德在《动物志》当中写道：

> 无论如何，植物与动物有共同之处：植物有的时候是由其他植物所提供的种子产生的，有的时候是由起种子作用的某种本源形成的 [……] 动物也是一样，有的出生于动物，有的是自发产生的，而不是来自于与它一样的父母。有的是从土中，从腐烂物和植物中产生的，比如很多昆虫便是这样，也有的是在动物体内，从动物器官中形成的垃圾里产生的 [……]。因此，正如我们所说的那样，大部分的鱼都是从卵中产生的。然而，也有的鱼是从淤泥和沙子当中产生的，也包括那些通过交尾和产卵繁殖的鱼类。

生命不通过生殖、而是被不明性质的"力量"所推动，这种想法在公元 2 世纪被盖仑所采纳，大大阻止了生物科学和医学领域的突破，尤其妨碍了人们对传染和流行病原因的性质的理解。

《百物辑录》中的插图
约阿拿·德·库巴
普鲁斯，斯特拉斯堡
1499 年
巴黎大学医学和牙科
学联合图书馆

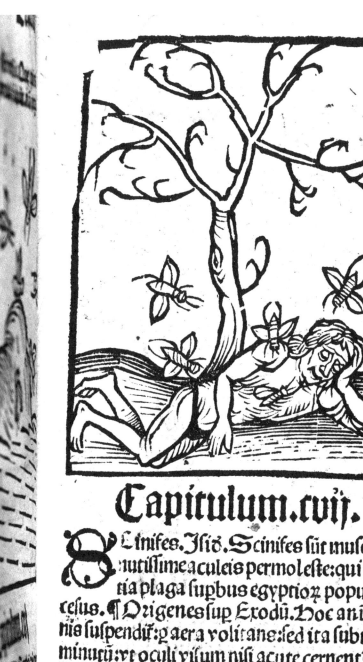

Capitulum .cvij.

Scinifes. Isid. Scinifes sut musce mi=
nutissime aculeis permoleste:quib? ter
tia plaga supbus egyptioz populus e
cesus. ¶Origenes sup Exodu. Hoc anial pe
nis suspendit:ꝗ aera volitans:sed ita subtile et
minutu:vt oculi visum nisi acute cernentꝫ effu
giat. Corpus cui insederit acerbissimo stimu=
lo terebzat.vt qua volante videre quis nõ va=
let:sentiat stimulante. Blosa sup eodem. S ci

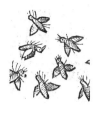

疫气论

希腊人和美索不达米亚人埃及人相反，认为一切疾病都有自然的原因。因此，瘟疫的出现不是因为神发怒了，而是由多种自然原因引发，有环境因素，也有个人体质的因素，也就是感受我们今天称之为遗传的原因。不管是良性的还是恶性的，是腐败性的还是发疹性的，希波克拉底认为发烧是人们吸入的疫气、吃的食物和喝的水、臭味以及冒出令人恶心的烟气的沼泽所导致的；疫气是一种不健康的散发物，能使人呼吸的空气变得污浊。火和香料能够驱散疫气。然而，对疫气的性质，人们并不了解。古罗马人注意到，在蚊虫滋生的沼泽地带，经常发生疟疾，便预感到有一些看不见的生物存在。高吕梅尔（Columelle）说"沼泽中产生一些带有毒针的动物"。在一本题为《农业论》的作品当中，马尔库斯·瓦隆（Marcus Varron）提出一个想法，认为人看不见的细小生物是导致沼泽热的原因：

> 在潮湿的地方生长着一些非常细小的动物，肉眼看不见，它们经过空气的传播，通过人的鼻子和嘴进入人体，并待在人体内，导致严重的疾病。

盖仑继承了疫气论，9 世纪到 14 世纪的阿拉伯医生们也继承了这种学说。阿维森纳在《医典》中认为，疫气是某些疾病的源头——天花、狂犬病、麻风病、痨病，是由腐败的空气或者变质的食物所传播的。雷扎斯提倡卫生措施，以预防某些传染病，比如把天花患者的衣物烧掉。14 世纪，格兰纳达王国发生过天花和鼠疫，这里的一些阿拉伯医生理解了传染的概念，成了很好的流行病专家。阿里·伊本·哈蒂玛（Ali Ibn Khatima）写道："根据长期的经验，传染产生于与传染性疾病患者的直接接触。"伊本海提布（Ibn al-Khatib）也说："有些人心想，既然宗教否认疾病的传染论，那我们怎么能接受呢？对此我要回答说，疾病的传染是由经验、研究、感觉和可信的报告证实了的。这些都是可靠的理由。我们注意到，只要与病人接触，便会导致接触者患病，而与病人隔离可以使人免受传染，另一方面，疾病可以通过衣物、餐具和耳环传播，这便是传染的事实。"

在宗教观念中，因为有罪，人类会染发瘟疫——这种观念深深地扎根于中世纪人们的信仰当中。尽管如此，人们还是开始预感到传染的存在。有些瘟疫极具破坏性，比如鼠疫、天花、麻风病，人们感到恐慌，逃离家园。面对这些瘟疫，人们采用隔离患者的措施，以及基于常识和日常观察的预防性卫生措施。从 11 世纪开始，麻风病人必须生活在与世人隔绝的地方，并集中在麻风病院里。1347 年，墨西拿发生鼠疫，当地的人们试图防止疾病的传播，实施隔离检疫措

发现看不见的生命世界

施。根据某些市政的规定，患病的人不得离开自己的家，且要在家门外悬挂特别的标志。从 1377 年开始，人们便在克洛地亚小小的拉古萨共和国（杜布罗夫尼克）建立隔离检疫系统。这座城市的一名医生，帕多瓦的雅各布（Jacob de Padoue）1423 年在靠近威尼斯的一座小岛上设立了第一座"检疫站"，马赛港和比萨港，以及整个欧洲很快便都采取了这种模式。港口当局颁布法律，规定来自鼠疫流行地的船只或者通过陆路来的人员，必须在远离港口的一个地方隔离三十天（后改成四十天）。就这样，虽然人们并不确切地知道传染的概念，但对有可能染病的人采取的临时排斥措施、卫生屏障、检疫规定慢慢普及开来。其后，在发生瘟疫的时候，不仅病人会被隔离，就连被怀疑携带疾病，或者与病人有过接触的人也须隔离。

吉洛拉莫·弗腊卡斯多尔与"可溶的活菌"

文艺复兴时期，新知识和现代化思想使人们依稀明白传染动因的真正性质。经过多少个世纪的反复摸索和努力表达，古代传统受到非议，人们又回归观察和实验。16 世纪初，梅毒侵入欧洲，致使欧洲人口大大减少。意大利诗人吉洛拉莫·弗腊卡斯多尔（Girolamo Fracastor）描写了这种疾病。弗腊卡斯多尔曾是教皇保罗三世的医生，在维罗纳当过教授。在一首题为"西菲力士，高卢病"的诗中，在细菌还不为人所知的时代，他第一个提出"传染"这一概念。他创造"syphilis"一词，在希腊文中，这个词的意思是"友谊的馈赠"。他描写了一个神话中的牧人西菲卢斯（Syphilus）的际遇。西菲卢斯在一个不为人所知的岛上为国王放牧牛羊，由于冒犯了阿波罗，西菲卢斯患上了一种可怕的皮肤病——这种病便以牧人的名字命名。像麻风病人一样，被认为具有传染性的梅毒病人也被世人排斥。公共权力机关采取了预防梅毒的卫生措施，尤其是在意大利：人们为患了"法国病"（梅毒）的人划定了特定的居住区。妓女必须到警察局报到，表明她们的身体是健康的。有病的人必须接受采用愈疮木和水银的治疗。罗马的剃须匠给患梅毒的人使用过的器具。教会提倡守贞，这虽然是有效的预防措施，但是并不现实；也有的人，比如帕多瓦的外科医生和解剖学家加布里埃尔·法罗普（Gabriel Falloppe）建议使用安全套。

弗腊卡斯多尔对梅毒、肺痨和发烧有着长期的经验，作为先驱者，他有预见性地提出了传染的概念。他将"宿命"（fatum）变成了生命的种子。在他 1546 年题为《传染和传染病》的著作当中他坚持说，传染病是由于"种子"（seminaria）所导致的，这种病源可以繁殖、增多、入侵人体。"种子"由看不见的颗粒组成，可以在人与人之间传播，就好比坏了的葡萄污染健康的葡萄一样。这种"种子"

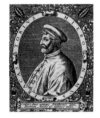

意大利 16 世纪弗腊卡斯多尔的画像雕刻
法国国家图书馆

非常"细小",所以能够进入我们的身体。他还具体指出,梅毒通过性接触传播,性接触者双方性器官的损伤便证明了这一点。同时,关于被人们称之为肺结核的肺痨,他写道:

> 众所周知,肺结核 [……] 可以传染给那些与病人住在一起的人,即使没有直接接触 [……]。一个肺结核病人穿过的衣物,在两年之后仍然可以传染疾病。死去的病人曾使用过的房间、床、地砖也是一样。因此,我们不得不承认传染源仍然存在。

他还预感到有的人在遗传上便容易患病:

> "有些肺结核病是从父母那里继承来的,这与传染的性质一样,很值得注意的是,有些家庭连续五六代人都患有这种病,而且家里的每个成员都在相同的年龄患病。"

弗腊卡斯多尔区别了好几种传染的方式:一些疾病在个体之间通过直接接触传染,比如梅毒、疥疮、肺痨或者麻风;有的通过污染物(衣物及各种污染的物品)间接传染,污染物有可能保留了传染的"种子"并有可能将这种"种子"传染给其他的物品;最后是一种远距离的传染,人与人之间没有接触,也没有物品的交换,比如鼠疫、肺痨或者一种先天性的眼炎,发生在新生儿眼睛上的感染病。"看不见的种子"想法也被称为"可溶的活菌"论,17 世纪到 19 世纪期间的很多科学家都接受了这种说法。这种说法没有经过实验,便认为鼠疫和肺痨等等一些病是由病原菌引起的。直到 19 世纪路易·巴斯德(Louis Pasteur)和罗贝尔·郭霍(Robert Koch)的研究出现之后,才最终揭示了疾病传染的真正性质。

弗朗西斯科·莱迪和苍蝇的幼虫

在 17 世纪这个科学的黄金时期,正如笛卡尔在《方法论》中所指出的那样,人们深信认识应当来自观察和实验,而不是来自推理。经过 16 世纪解剖学家对人体的研究之后,直接观察自然成为显而易见的研究方法:实验,量化,置疑。在几十年的时间里,一系列的研究成果揭示了昆虫和寄生虫的繁殖方式、虫卵、区分昆虫的公母,以及植物的有性繁殖和花朵的授粉。生殖方式的普遍性解释了为什么腐肉上会"自发"地出现寄生虫。这些发现沉重地打击了生命的"自发产生"说。1651年，维廉·哈维在《论动物的生殖》中提出一个想法，认为所有的动物繁殖方式都是一样的：

> 一切动物都是从一颗卵中产生 [……] 因为大自然是神圣而完美的，它会在所有的事物当中重复自己。

虽然这一结论没有任何实验基础，他肯定地说，所有的动物都是通过交尾来繁殖的，有些动物的卵是排向体外（卵生动物），有些动物的卵则停留在母体内生长，然后再排出体外（胎生动物）。这是对亚里士多德的生命自发产生的理论第一次提出异议。

实验的证据首先来自弗朗西斯科·莱迪（Francesco Redi）。莱迪是个无所不知的人，他是诗人、博物学家和医生。他先在罗马行医，为科罗纳家族效劳，后来他又到了佛罗伦萨，在托斯卡纳的一些王公贵族身边工作，比如费尔迪南二世和美弟奇家族的卡西摩三世。他是好几个科学学会的成员，却把极大的好奇心和丰富的天才用来研究各种动物身上的寄生虫。他解剖动物以解释动物的各种器官的功能。他仔细地研究了一百多种动物的尸体，有甲壳类动物、软体动物、爬行动物、鸟、哺乳动物，甚至人。在研究中，他在动物体内发现很多虫子！在被解剖的动物肝脏里，他发现了一些包囊（"包虫囊"），这些包囊与绦虫幼虫的生长以及一些扁平的大虫子，也就是双盘吸虫堵塞胆管有关。尤其是在解剖人体内的圆形虫，也就是蛔虫的时候，他区别了寄生虫的生殖器官和消化道。他发现实际上，有两种生殖器官，通过生殖器官，可以区别公虫和母虫。因此，他得出了虫子有性繁殖的观察证据，从而反驳了虫子是从粪便中自发产生的说法。1664年，在题为《对活的动物体内生活的动物之观察》的作品中，他发表了自己的发现，并谦虚地称这部作品是一篇"小小的论文"。

莱迪继续研究令人感到惊异的有性动物，开始关注一种表面看来极其普通的现象，也就是腐肉上为什么会生蛆。显而易见，人们以为这些蛆虫是从腐烂的肉中自发地产生的。莱迪在仔细观察这一现象时，注意到出现蛆虫之前，常常有苍蝇落在肉上。他有证据相信蛆虫是苍蝇的幼虫，并做了一系列的实验，这些实验使他成了最伟大的科学家之一。他在一份用意大利文写的论文中描写了试验的原理，论文于1665年发表，题目是"昆虫繁殖实验"：

> 七月中旬，我将一条蛇、几条河鱼、四条阿尔诺的鳝鱼以及一块小牛肉放在四个宽口大肚瓶中，用纸和绳子将口封住。在另外一些瓶子当中，我放进了相同的东西，但瓶口敞开着。不久之后，瓶口敞开的瓶子当中，鱼和肉

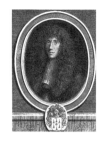

弗朗莱斯科·莱迪的画像
刻刀雕版
国家医学学会收藏

《百物辑录》
约阿拿·德·库巴普鲁斯，斯特拉斯堡
1499年
巴黎大学医学和牙科学联合图书馆

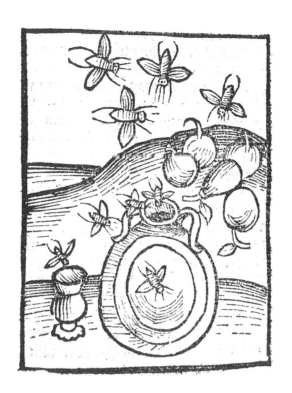

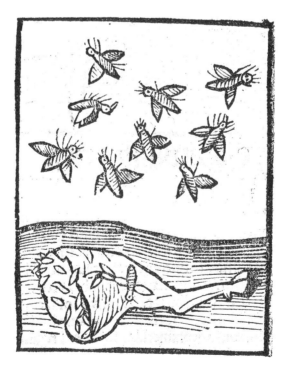

　　　　发现看不见的生命世界

上布满了蛆虫，苍蝇可以自由地进出。但是在封着口的瓶子当中，我没有看到任何蛆虫。

莱迪继续做实验，他用一块"极细的那不勒斯纱布"盖在瓶中的肉上，观察到苍蝇在纱布上产的卵，卵变成了幼虫。他用其他的容易腐败的食物重复这种实验，尤其是奶酪和水果，得到了相同的结果。实际上，这些结果对于生命自发产生的学说是致命的一击。但是，人们又等待了两个世纪，才接受这一结果的意义。

列文虎克用显微镜发现看不见的世界

16 世纪，安托尼·列文虎克（Antonie Van Leeuwenhoek）的发现为那些在自发产生说中含糊其词的人们提供了一根救命稻草。通过显微镜，他发现了"微生物"，使生命自发产生的信念又延续到了 19 世纪。

望远镜发明之后，人们观察宇宙，对古老的地心说提出了质疑。但是与望远镜相反，显微镜的发现没有引发梵蒂冈的震怒，因为圣经当中并没有讲到无限小的世界。从 1609 年始，伽利略便制造了最早可以使用的显微镜，用这种神奇的工具，可以观察一些最小的动物的动作和行为，比如跳蚤、蚊子或者蛀虫。

然而，对他来说，这台"显微镜"只不过是消遣的玩艺而已。当时，林塞学会（Académie des Lynx）的一个成员弗朗西斯科·斯戴卢蒂（Franscesco Stelluti）于 1630 年绘制了在显微镜下观察到的最早的生物插图：一只小麦象虫和一只蜜蜂。教皇乌尔班八世巴贝里尼（Barberini, Urbain Ⅷ）以此作为自己的铭言："你看巴贝里尼纹章上的蜜蜂，大自然中没有比它更加神奇的东西了。"因此，也可以说这种工具得到了教皇的祝福。

最早的显微镜是单目镜的。1665 年，罗伯特·胡克（Robert Hooke）在第一部显微观察论文中首次详细描述了显微镜，论文题为"在放大玻璃的帮助之下观察到的微小事物生理学描述"。他通过显微镜观察，指出软木的"细胞"结构。胡克在 1665 年写道，"一个新的可见的世界刚刚被发现了"，我们甚至可以说，一个新的时代开始了。

也就是在这个时候，列文虎克上场了，他成为发现不可见世界的先驱者之一。列文虎克没有接受过任何科学教育，没有任何迹象说明他可以成为科学研究的巨人。心灵手巧的年轻人二十一岁时在戴尔夫特开了一家商店，专门卖布料、彩带和纽扣，并当了近七十年的呢绒商。他的生活平淡无奇，用心于生意和科学。只是，当他还是个年轻学徒的时候，有人教他用放大镜片检查布料的质地，当时人们称这种放大

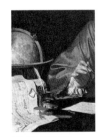

第 128 页局部

镜片为"数丝镜"。这使他对镜片发生了兴趣。为了让镜片的质量更好，他听从一个磨制镜片的邻居的主意，决定自己打磨。他制作了四百多个质量非常好的放大镜片，做成一台可以放大五十到五百倍的凸面放大镜。这个对什么事都好奇的人，利用自己制作的镜片来观察大自然。在 1668 年到 1723 年间，他发表了近二百五十封通信，这些信被翻译成其他语言。从 1680 年开始，列文虎克被接受为伦敦皇家学会会员。

列文虎克没有任何研究计划，仅以其不同寻常的敏锐，观察着身边的一切。我们可以想象他用初级的显微镜，只借着日光，连续多个小时观察各种样品：沼泽、河流、沟渠、海洋里的水；容器、木桶、蓄水池中的死水，落水管中的雨水或者融化了的雪水；肉汁或者植物浸汁，比如胡椒、肉豆蔻、人参。但他并没有局限于此。他用自己这台不同寻常的"眼睛"，观察了口水、血液、精液、粪便、牙齿上的斑痕、尿，人的皮屑、碎骨、大脑、眼睛、皮肤、肝脏……他第一个看到精子、红血球，第一个看到骨头、大脑、肝脏、视网膜、晶体等等的结构，第一个看到皮肤上的毛孔、毛细血管……他还杂七杂八地观察了昆虫、鱼和鱼卵、植物及其种子、木头、蛀虫、鼠妇、水母、啤酒、矿物、水晶……多么热闹的情景啊！他是第一个展示微观世界的人，自从有人类以来，从来没有人知道还有这样一个活跃的、充满了生命的世界。列文虎克列出了第一张不可见世界的生物的清单，让我们看到一个神奇的、令人惊异的世界——腐败的水、唾液、粪便以及很多其他环境中充溢着细小生物，一个由"微生物"和常常会动的小细棍子组成的奇怪的种群。从 1674 年开始，他在距离鹿特丹不远的贝凯尔湖的泥水中发现了纤毛虫，这些细毛状的原生动物在腐水中非常优雅地游动。在 1683 年 4 月 28 日的一封信中，他声称一滴水中存在八百二十万个活的微生物。1676 年 7 月 10 日，在观察胡椒的浸剂时，他有了一个惊人的发现，他看到了一些比纤毛虫小得多的"活物"："如果要比较的话，那么鳗鱼和虫子的大小之差，就好比是这些'活物'和醋里的鳗形线虫的大小之差一样。"在 1676 年 10 月 9 日的一封信中，他介绍说，这些活物是"能躲过人的眼睛的动物"。这就是细菌，我们今天知道这些细菌世界上无所不在——在大洋的深处，在间歇热喷泉滚烫的水中，在高空的大气中……它们是很多疾病的根源。

这些数不清的微生物是从哪里来的呢？难道不是来自于使物质中出现生命、使尼罗河的淤泥中出现鳄鱼的某种生命之力量吗？在 1676 年 10 月 9 日的信中，列文虎克提出了生命自发产生的问题，有违常理的是，他的发现进一步加强了这种学说：

> 看到这些数量可观的微生物不断地增加，而且看不到它们的体积有任何变化，看不到更小的动物，我甚至心想，从某种意义上说，这些生物是不是

同时形成的。不过,我还是将这个问题留给别人去解决吧……

但是无论怎么说,列文虎克还是想知道它们是从哪里来的。他想,那些"年轻的,非常小的"微生物(细菌)能不能集合起来,形成体积更大的,"完全是卵形的,从形状上完全像凤头麦鸡的蛋一样"的微生物(原生动物和真菌),然后,这些卵再爆裂开来,释放出更小的微生物。他利用"醋里的小虫子"(鳗形线虫)来研究这个问题,花了好几个星期的时间在显微镜下观察这些小虫子:

　　在两三个星期之后,我看到在用一份醋和十份水配成的混合液中,小虫子或者鳗形虫数量大大增加;在开始时只能看到十个鳗形虫的地方,现在能发现两百个了……我想它们不是从胡椒的悬浮颗粒中产生出来的。我深信这些鳗形虫是通过繁殖,数量才得以增加的……我还十分清楚地看到,从一只切成两半的鳗形虫中,生出来四只,体形都很完整,每一只都十分可爱地在那里转动着,一只比一只大;第一只生出来时的体积最大,活得也很好……可以肯定的是,一些年轻的鳗形虫是从其他的鳗形虫中生出来的。总而言之,我明白了这样一点,我刚刚在较大的鳗形虫肚子里看到了小鳗形虫。(1676年10月9日的信)

　　我把大的鳗形虫切开之后,小的鳗形虫从中出来……而大的鳗形虫也就死了,我注意到大的鳗形虫中包含有小的仍然活着的鳗形虫。(1676年11月7日的信)

　　因此,我认为最大的那只是成年的鳗形虫,而小的只不过是年轻的鳗形虫。同时,我认为,我在大的鳗形虫肚子里看到的,是小的鳗形虫或者鳗形虫的卵。另外我还看到,两只鳗形虫在游动时、呆在原处时都是交缠在一起的,好像是在交尾一样。(1680年11月12日的信)

就这样,列文虎克发现了醋虫的胎生现象,正好比我们今天所知道的一样,母虫会在胎儿成熟之后,排出四只幼虫。

著名的学者查理·惠更斯(Charles Huygens)在当时证实了列文虎克关于微生物的观察,并认为"这些动物来自于空气":

　　如果胡椒、人参以及那些花柄都能产生同样的动物,那便奇怪了。所以更有可能的是,它们被气味所吸引,来自于空气……或者漂浮在空气中的动物在腐败的水中产了卵。

1723 年，列文虎克逝世时，很多对新发现缺乏准备的研究人员和有才智的人都以某种高傲的态度对待他的研究成果，认为那不过是一堆"奇怪的事物"而已；可是当上流社会的太太们通过显微镜，在自己的口水中看到无数的微生物密集涌动时，都被吓坏了！发现裸眼所看不到的世界，突然之间使整个科学思想发生了翻天覆地的变化。从显微镜的观察当中，产生出一些全新的科学领域，比如显微解剖学（器官的正常微观研究）、矿物学（对石头的研究）、结晶学（晶体研究）、微生物学（微生物研究）、发育生物学（胚胎发育研究）……然而，对于有些人来说，列文虎克在 17 世纪所描述的大量存在的微生物，进一步加强了生命自发产生的学说。

"活死人"，中世纪的麻风病人

伊万·布洛哈尔

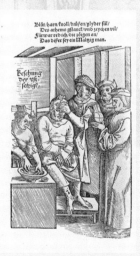

《放血人》中的医生正在给一个麻风病人治疗
汉斯·冯·盖斯朵夫肖特
斯特拉斯堡，1540 年

麻风病自古以来便与各种皮肤病混为一谈。它主要多发于饥荒和营养不良的时候，虽不属重大疾患，却使患者在精神上倍受折磨，有一种深受社会排斥的感觉。

从 11 世纪开始，麻风病便侵入西方，似乎是东征的十字军从圣地带回来的。一直到中世纪末期，麻风病始终萦绕在人们心头，让人们感到非常恐怖，因为麻风病人的脸"像一块半着半灭的火炭，油光光，亮闪闪，而且浮肿；脸上充满很硬的脓疱，脓疱的根部是绿的，顶部是白的 [……] 眼睛通红肿胀，像猫的眼睛一样闪闪发光 [……] 鼻子塌陷，因为鼻子上的软骨烂掉了"。

中世纪的医学认为麻风病是治不好的，病人起初被看作是耶稣的受苦受难的兄弟，很快便被认为是罪有应得，是上天在惩罚他们犯下的过错："他们的身体是他们的灵魂的写照！"人类应承受的一切灾难都归罪于他们。1321 年，他们和犹太人一样，被指责在井水和泉水中投毒。成千上万的麻风病人被屠杀。几年之后，大规模的鼠疫使欧洲十室九空，他们又成了为这次灾难赎罪的受害者。当时，有的人甚至过分地把麻风病人当成是"被异乎寻常的、难以忍受的欲望折磨的色情狂"，并声称说要阉割这些人，以消灭他们不洁的欲火，也为了不让他们拥有后代。

被人当成麻风病人会产生可怕的后果，总而言之会被最终地与世隔离。

《治疗方法》
盖仑和托马·利那凯
西蒙·德·科林，巴黎
1530 年
巴黎大学医学和牙科学联合图书馆
我们注意到在这个书名页的上部，基督正在为一个麻风患者治病

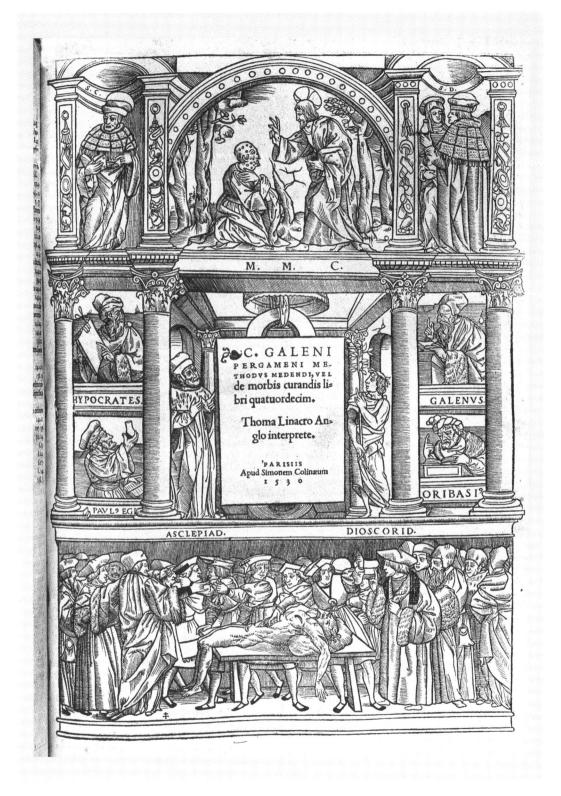

发现看不见的生命世界

在世界上，这个人就等于"已经死了"，中世纪的麻风病人就这样被说成是"活死人"，而且为了强调这一点，病人要接受象征性的葬礼。

杜斯维尔（Dusevel）和斯克里伯（Scribe）在 1836 年写的一篇文章中，详细地描写了被认为是患有麻风病的人所要忍受的长期痛苦："当医生认定一个人患有麻风病，或者当宗教法官判定一个人有病时，如果病人自己没有能力置办后事，病人教区的教堂执事要给他置办必要的衣服，提供葬礼所需要的费用。然后，本堂神甫定日子，为他举办死人入葬仪式，并鼓励人们虔诚地为他祈祷，好让上帝赋予他耐心。到了指定的日子，本堂神甫穿着宽袖的白色法衣，佩着襟带，跟在拿着十字架和圣水的辅祭后面，走出教堂。病人在自家的门口等着。本堂神甫来到病人的家门口，轻轻地向病人身上洒圣水，开始应答轮唱的颂歌'相信救赎主活着……'麻风病患者脸上用风帽遮着，在朋友的陪伴之下，慢慢跟着神甫。一行人来到教堂，神甫让病人登上一个台子，给他盖上裹尸布，病人要跪在台子上，一直到仪式结束。神甫念弥撒经，病人的亲属和朋友去献祭。仪式结束之后，神甫鼓励病人忏悔。病人忏悔，然后在墓地准备一个小小的墓穴，人们唱着'主啊，拯救我！'走向墓穴。麻风病人在墓穴里跪下，如果病人是在俗教徒，神甫拿一把铲子，向他头上扔三铲土；如果病人是教士，神甫则把土扔在他身上。随后麻风病人走出墓穴，和神甫一起走到在墓地准备好的一个台子前，上面放着病人将来要穿的衣物。一件被称为套衣的外套，手套，响板，一只小桶和一个褡裢。神甫为这些东西祝圣，并警告病人再不许进入教堂，只能停在教堂的门口看人们高举圣体，以及接受信徒的施舍。他鼓励病人耐心地忍受上帝要他承受的病痛，然后一件件将放在台子上的东西交给他，同时告诉他每件东西的用途。套衣是接受耻辱的标志，响板相当于摇铃，告诉人们他来了，小桶是盛饮料的，但他不能用这桶在井里或者泉水中打水。给他手套是因为他不能赤裸着手触摸任何东西。给他褡裢是让他以人们的施舍为生，并放弃人世间的一切。仪式结束后，神甫唱着赞美诗和连祷词，把病人领到麻风病院。病人被领到囚室后，有人在门旁立一个木制十字架，然后神甫命令教堂执事和法官在此后三十个小时照看好麻风病人，怕他因绝望而自杀。如果出事，教堂执事和法官很可能被驱逐出教。"

麻风病的潜伏期很长，一般为十到二十年，这使得令人不知所措的或可怕的病显得更加神秘。麻风病不能治愈，膏药、汤药和治疗只能让医生的良心得到抚慰，医生不计代价地想阻止麻风病的猖獗，减轻病人的不幸。在这种条件之下，人们只能指望基督、圣人、甚至国王代为向上帝求情，以出现奇迹。麻风病人把圣拉萨尔当作自己的主保圣人，因为圣拉萨尔亦死于麻风。民间有时也把圣拉萨尔称为圣拉德尔，所以麻风病院常常也叫拉德尔院或者风病院。传说有其他圣人也奇迹般地给人治好过麻风病——当人们起出圣费曼（Saint Firmin）的遗体时，"一股美妙的香气在亚眠和附近的教区弥漫开来。博让西的领主也患了这种病，当时他正站在自家卢瓦莱城堡的窗口前，闻到这种香气，当时病就好了。"

　　麻风病人家庭的后代也受到人们的排斥。他们不得不佩戴特别的标志——穿一件红色或者黑色的衣服，戴一顶饰有白带子的宽沿帽子等，让人一看就知道他们是病人的家属，他们也只能在同族间嫁娶。他们受到人们的蔑视，经常被逼流浪他乡。人们一看到他们便远远地躲开，向他们伸舌头，扔石头。人们冲着他们翻转耳垂的背面，因为人们深信，耳垂的背面带有这种病的遗传标记。当时的人根本没有基督徒应有的怜悯。按照基督徒的怜悯观，"善待一个麻风病人，那就等于是背离世人而信奉上帝。"从14世纪开始，西方麻风病渐渐减少，到文艺复兴时便几乎完全消失了。

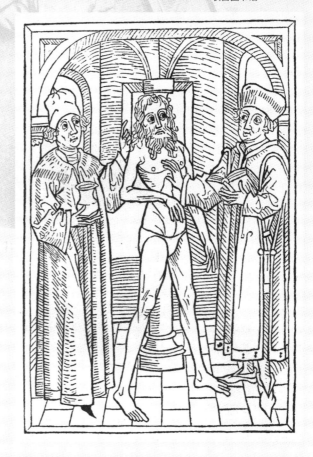

《萨莱诺养生法》
中医生为麻风病人检查
于尔姆，1482 年
巴黎大学医学和牙科学
联合图书馆

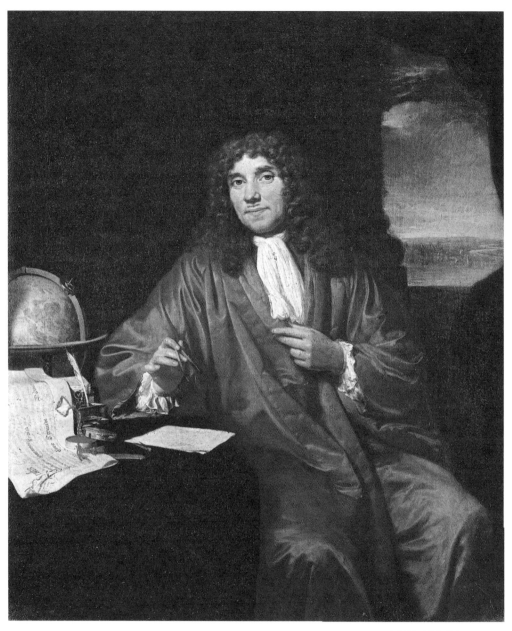

安托尼·列文虎克

约阿拿·维高吉

油画

荷兰国家博物馆阿姆斯特丹

大型瘟疫与
败血性鼠疫

伊万·布洛哈尔

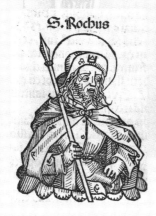

《编年史之书》中的圣洛奇
哈特曼·舍德尔
安托万·科贝格
纽伦堡，1493 年
巴黎大学医学和牙科学联合
图书馆

在数个世纪间，西方世界被大瘟疫所蹂躏。先是烧灼病，也被称为"圣安托万之火"，这是由于吃了患有麦角病的黑麦做的面包而患的一种病。麦角病常在十分潮湿的、收成不好的年份出现，导致灾难性的饥荒。患了这种病的人有一种强烈的烧灼感，产生幻觉、痉挛，肢体端部变得干枯，出现坏疽，其结果不是死亡就是截肢。其次是狂犬病，这是由流浪的野狗、受到传染的狼和狐狸传染给人的一种病。只要被这些动物抓挠一下，那就必死无疑！这种病的传染性非常强，人们时时刻刻担惊受怕。乡民常常不得不消灭患了狂犬病的人，为的是减轻他们的痛苦，也为了保护自己。

最为恐惧的，是鼠疫。鼠疫即多种具流行性的瘟疫，如霍乱、天花、粟粒热，甚至百日咳。最使人谈虎色变的，莫过于败血性鼠疫。这种瘟疫自中国扩散到整个亚洲，又由鞑靼人带到雅法，于 1347 年使康士坦丁堡哀鸿遍野。从康士坦丁堡开始，所有近东的港口无一幸免，所有西地中海的港口后来也都无一例外地受到传染，因为鼠疫是通过老鼠身上的虱子传染的，而船上有很多老鼠。鼠疫的传播很快，遍及整个欧洲大陆，巴黎在 1348 年，英国的岛屿，汉萨的城市，甚至俄国都陷入灾难当中，导致欧洲的总人口减少了三分之一。

鼠疫经常被描绘成由神（或者魔鬼）射出的一片箭镞落在人们身上，让人们为自己犯下的过错赎罪。有时也表现为摧毁一切的一片大火。正是这种像但丁笔下所描写的情景，启发了阿尔布雷特·丢勒，使他创作了《末日骑士》。被遗弃的尸体在乡下成为兀鹫的猎物，城市里死人堆积如山，没有人肯花时间再去挖万人坑，将死人扔进万人坑里……从那一幅幅情景看来，人们似乎丧失了理智，有人放浪形骸，有人为了赎罪，为了得到神的饶恕而当众自残……犹太人被追赶、被围捕，人们认为他们是引起灾难的"外国人"，并因此而逮捕他们，把他们放在火刑堆上烧死；人们认为火能够净化罪恶。

一本 17 世纪的劝诫书说："要把罪恶囚禁在原地；因此城市关上城门……人们不得出自家家门一步……警察和军人监视着人们，要人们严格执行规定，违规者要被处以

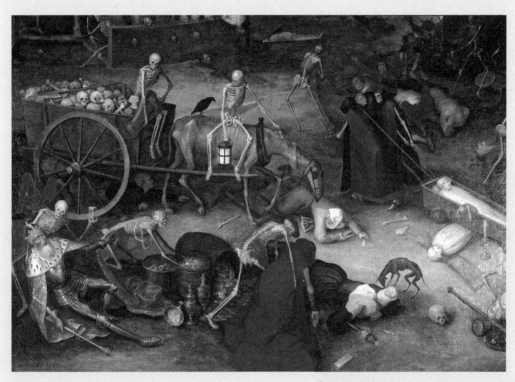

《死神的胜利》局部
1562 年
皮特·布雷哲尔
壁板油画
马德里，普拉多
博物馆

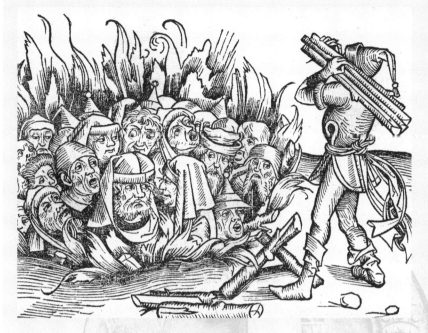

《编年史之书》中败
血性鼠疫所导致的种
族灭绝
哈特曼·舍德尔
安托万·科贝格
纽伦堡，1493 年
巴黎大学医学和牙科
学联合图书馆

死刑……"死去的人以及他们触摸过的一切都要被烧掉；生病的人要被囚禁在隔离站中，尤其是残疾人和麻风病人，因为人们认为这些人是会传播疫气的。

被传染的人先是发高烧，浑身不适，然后出现淋巴结炎，发痒，身上出现很多红色的斑点，继而斑点变黑，五天之后必死无疑：这就是鼠疫的症状和变化过程！

人们不知所措——"你去问医生，医生也被吓得目瞪口呆"，彼特拉克（Pétrarque）写道，他目睹了一个亲人丧命——但是无论如何，医生们还是努力尽职尽责，以极其简单的保护措施，走近患了鼠疫或者被怀疑患了鼠疫的人们。很多医生因此而死去了。17 世纪中叶的托马·巴尔托林（Thomas Bartholin）建议医生不要留胡子和长头发，并建议医生佩戴眼镜，以及长长的装满了解毒剂和芳香料的喙状饰，以保护鼻子。要穿经过扎制的麻布衣服，不能穿呢料和毛料的衣服，因为上面容易存留细菌。还要佩戴帽子和蜡制的面具，手持一根长长的棍子，以避免一切与病人的直接接触。这套奇装异服自从中世纪以来便没有变化，那长长的鼻子明显是用来保护佩戴者不受传染疾病的"腐败空气"之害的。当时人们主张的一切实际措施，都是用来防止吸入传播疾病的空气的：吸入植物提取物，在公共广场上焚烧大量的香或者具有治疗作用的春白菊，用烟熏来净化住宅的空气……

措施当中还包括放血，禁食某些

食物，尤其是肉、面包，禁止同房，因为"男女交合会增加身体的热量，加强疾病的活力"；但所有这些措施根本就是无效的。17世纪初，著名的医生让·科丹（Jean Cottin）毫不犹豫地给人开些让人莫名其妙的药方："在一颗榛子或者一颗大的核桃上钻个洞，取出里面的东西，灌入水银，再将开口堵上，将这颗榛子或者核桃挂在脖子上，佩戴在心脏区域的这种药物可以保护我们不染鼠疫。"人们求助于剃须匠兼外科医生，在腹股沟淋巴结炎症处贴上熟葱头或者刚刚拔了毛的鸽子，以让肿块尽快成熟，引走病痛，然后再切开肿块，通过烧结伤口止血。

吉奥瓦尼·圣达福利亚（Giovanni Santaforia）说：鼠疫如此令人惊异，如此可怕，其原因来自上天，上天决定着、支配着我们的身体。有人从天象中寻找解释，从炼金术中寻找治疗的药物。巴黎的医生们在伟大的阿尔贝的文章指导下观察天象，而后得出结论说："土星、木星、火星三星在宝瓶座之合，导致了1345年的空气败坏以及1348年的败血性鼠疫。"

医学学者也无能为力，只好吹嘘宝石的功效，如绿宝石。勃艮第的让（Jean de Bourgogne）在《瘟疫论》中强调，"如果病人是有钱人，还要增加珍珠、金箔、纯银、红锆石和鹿角"。将这些东西磨成粉，合成药之后吞服。根据马博德·德雷恩（Marbode de Rennes）的说法，"如果一个人在脖子或者手指上戴有红锆石，那他在进入鼠疫区时就不会受到感染。"

但是老百姓认为，只能祈求上天。虽然人们也可以请求圣阿德里安、圣路易的保佑，有时候也可以请求圣雅克、圣米歇尔、圣洛朗的保佑，但真正保佑人们的，是能够防鼠疫的圣人，比如圣塞巴斯蒂安和圣洛奇。

鼠疫对人们的心理所造成的伤害持续了好几百年。虽然1348年的大规模灾害没有再次发生过，但其后瘟疫还是出现过几次，幸亏造成的损害

《古今鼠疫文集汇编》中与鼠疫患者接触的医生或者其他人员所穿的服装
让·雅克·孟吉
菲利普·普朗谢
日内瓦，1721年
巴黎大学医学和牙科学联合图书馆
长鼻子当中装有香料，以驱除疫气。

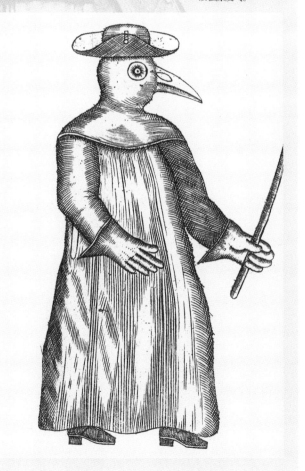

没有那么大了，差不多每隔十到十二
年一次。伦敦于 1665—1666 年发生
过一次鼠疫，死了七万人。1720 年，
马赛发生的鼠疫在六个月的时间里导
致三万人丧生。这一现象渐渐淡漠，
最终于 18 世纪末期彻底消失。

《医学图集》中的医
生在看望一个鼠疫
患者
约阿拿·冯·凯塔姆
约阿拿和格利高利
乌斯·德·格利高里
伊斯
威尼斯，1495 年
巴黎大学医学和牙科
学联合图书馆

医生执行皮埃尔·德·
图西尼亚诺的避免感
染的规定：病人躺在
置于高处的床上，以
避免让医生呼吸到不
好的空气，医生伸长
手臂去摸他的脉搏，
为了避免吸入疫气，
医生将一块海绵捂在
自己口上。

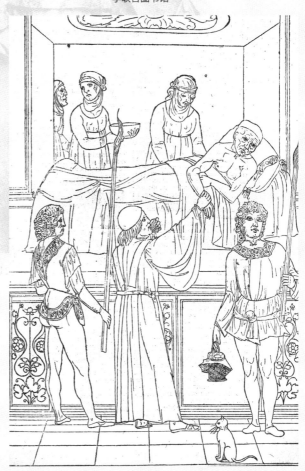

《鼠疫解剖》中的星相转轮
匿名作者
威尼斯，1657年
巴黎大学医学和牙科
学联合图书馆

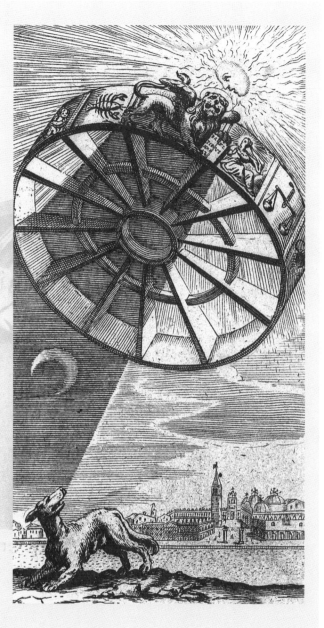

存放防治鼠疫膏剂的
药罐，约1507年
德鲁达珐琅瓷
里昂装饰艺术博物馆

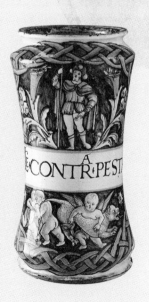

吉奥瓦尼·博诺莫和疥疮

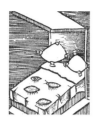

　　与列文虎克发现微生物同一时期，在研究疥疮的过程中，有人第一次证明疾病的传染因子是活性的。古代埃及人和希腊人已知道引发疥疮的疥螨、疥虫或者"蛆虫"，亚里士多德对此有过观察，7 世纪时的印度人马德哈瓦卡拉（Madhavakara）医生有过描写，其后塞维尔有个名叫阿文佐阿（Avenzoar）的阿拉伯医生也有过介绍。在 16 世纪，疥疮已经完全得到确认，人们认为疥虫是在皮下自发产生的，是疥疮产生的病因。17 世纪初，人们在十分简单的显微镜下对"疥虫"进行了观察。1612 年的《克鲁斯卡学会词汇汇编》当中，意大利文 pellicello 即指疥虫："pellicello 是一种极小的虫子，由患了疥疮的人皮肤中产生，这时的皮肤在发红的同时，出现奇痒症状。"一个名叫吉奥瓦尼·博诺莫（Giovanni Bonomo）的二十四岁的年轻医生，1687 年 7 月 10 日在题为"对人体疥虫的观察"的一封信中，在疥虫与疥疮之间建立了病原学的联系。根据自古以来减轻病人痛苦的办法，他用针从皮肤水疱中取出疥虫，在显微镜下仔细观察，并描述道：

　　　　我看到一颗卵从疥虫后部生出来，颗粒很小，白色，几乎为透明，长圆形，如松子状……疥虫像所有动物物种一样繁殖，也就是由公体和母体繁育……我倾向于相信，拉丁人称之为 scabies，并描述为具有传染性的皮肤病的疥疮，其实只不过是上述小虫子对人体皮肤的叮咬，并导致连续发痒……通过人体的简单接触，时刻准备粘在任何物体上的疥虫，便可以轻易地从一个人传到另一个人身上，有了生存的地方，便可以通过产卵大量繁殖……疥疮通过被单、毛巾、餐巾、手套和其他患有疥疮的病人使用过的日常用品传染，对此我们并不感到奇怪，因为这些物品上面可能沾染疥虫。实际上，疥虫在离开我们的身体后，还可以存活两到三天，这是我亲眼观察过多次的。

　　疥虫有性别之分，可产卵，说明它们不是在患有疥疮的病人皮肤内自发产生的。博诺莫利用疥虫，成功地将疥疮从一个人传给另一个人。这是一个重大的进展，第一次证明活的微生物可以导致能够传染的疾病。这个伟大的先驱者死时默默无闻，享年三十四岁。他的发现在科学界没有引起任何反响。

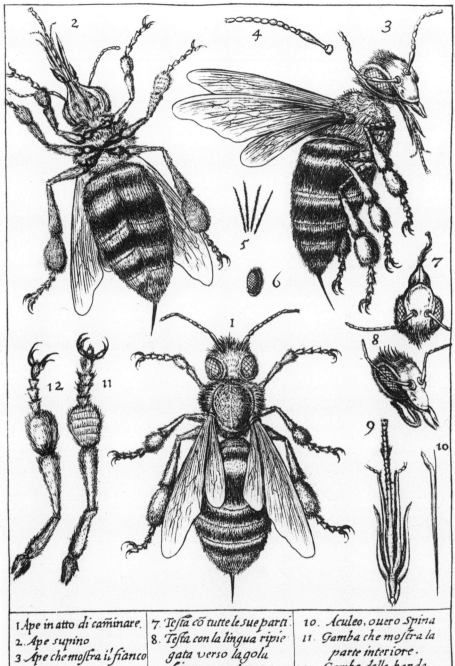

1 Ape in atto di caminare.
2 Ape supino
3 Ape che mostra il fianco
4 Corno.
5 Penne dell'Ape
6 Occhio tutto peloso.

7 Testa cõ tutte le sue parti
8 Testa con la lingua ripie
gata verso la gola
9 Lingua con le sue
4 linguette, o guaine
che l'abbracciano

10 Aculeo, ouero Spina
11 Gamba che mostra la
parte interiore.
12 Gamba dalla banda
esteriore

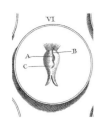

138 页和 139 页双
页插图局部
《动物和植物物理
图册》
第三幅和第四幅插图
拉扎洛·斯帕朗扎姆
杜普兰，巴黎
1787 年
巴黎大学医学和牙科
学联合图书馆

拉扎洛·斯帕朗扎尼和纤毛虫

在这时，拉扎洛·斯帕朗扎尼（Lazzaro Spallanzani）。斯帕朗扎尼本是个神甫，后成为生物界的巨擘。神甫具有天才科学家的所有品质，有着无法满足的好奇心，尤其具有不同寻常的实验天赋，这一点与后来的路易·巴斯德相类。这个怪诞的神甫既得到伏尔泰的吹捧，又受到奥地利皇后玛丽—泰雷兹的保护。他仕里古欧的耶稣会接受教育，在波伦亚学习过法律、自然科学和数学。二十五岁时接受圣职之后，成了形而上学和希腊文的教师。他 1757 年当过里吉欧大学的数学教授，1763 年在摩德纳和帕维亚当过哲学教授。作为神职人员，他有大量的闲暇时间，便做了很多不寻常的科学研究。

斯帕朗扎尼有着令人难以置信的广泛兴趣，但这并不奇怪。他在欧洲周游，到过亚平宁、巴尔干半岛、基克拉泽斯群岛，游历过西西里和土耳其。1787 年，他五十八岁，是个不知疲倦的人，这一年他陪着一个朋友瑞士人荷拉斯·德·索叙尔（Horace de Saussure）第二次攀登勃朗峰。斯帕朗扎尼对什么都有兴趣：他们参观矿山，仔细观察西西里伊奥利亚的火山喷发，在山里寻找泉水的源头……斯帕朗扎尼在帕维亚大学建立了一个自然历史博物馆，把他在意大利各个地区和阿尔卑斯山北麓游历时采集的化石标本在里面展放，在十年的时间里，这里成了意大利最好的博物馆。他喜欢文学，对古典作品了如指掌，会讲一口流利的法语，做了很多文学方面的研究。我们尤其知道他对 1760 年出版的《伊利亚特》新译本写过一篇批评文章。

同时，斯帕朗扎尼把大部分时间用于生物学研究，并表现出极大的创造性，研究了各种各样的主题：生命的自发产生，器官再生和移植，肺的血液循环，消化，繁殖……他做过很多令人感到吃惊的实验，比如将一个蜗牛的头移植到另一个蜗牛身上！他最早给动物授精，比如狗。但有时候他也会迷失方向，比如研究精虫在蟾蜍繁殖中的作用时，他让公蟾蜍戴上保护套，最终像当时人们相信的那样得出结论说，精虫在繁殖中不起任何作用，只是具有受孕作用的精液中的寄生虫而已。

斯帕朗扎尼以严格的，堪称楷模的实验为基础，他第一个证明，微生物并不是在有机物或者植物浸剂中自发地产生的，比如在肉汁或者胡椒汁当中。故事开始于 1761 年。在这一年，他听说了一个名叫约翰·尼德海姆（John Needham）的英国天主教教士从事的研究工作——今天，人们之所以知道尼德海姆的名字，完全是因为他挑起的那场与斯帕朗扎尼的争执。尼德海姆与著名的法国博物学家、"小说家"和自然理论家布封伯爵（Buffon）一起，声称，所有的生物，除了无生命的物质之外，还包括有"生命原子"，才能够确保良好的生命运行。尼德海姆和布封假设，人死后，生命原子会落入土地，再被植物吸

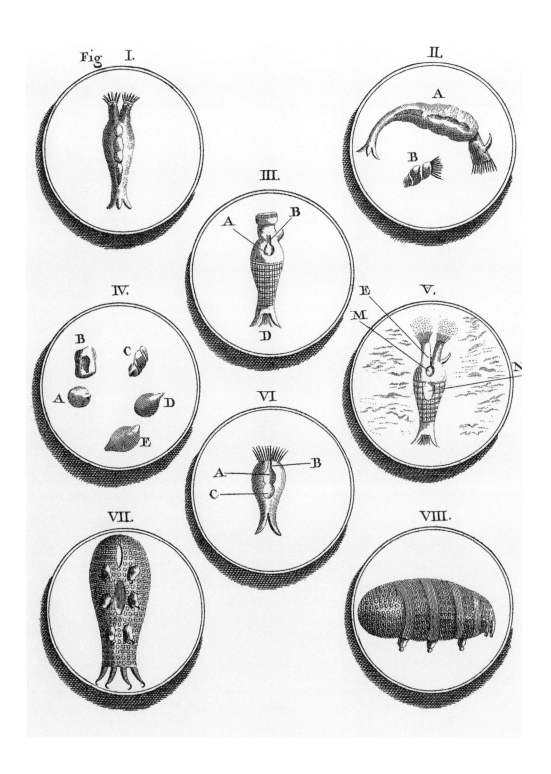

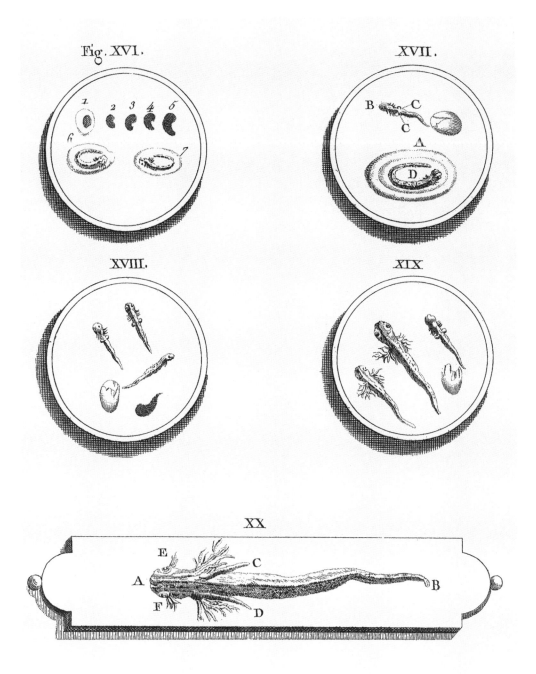

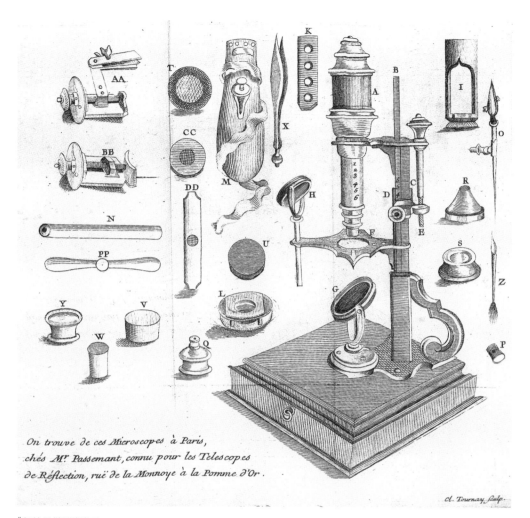

On trouve de ces Microscopes à Paris,
chés Mr. Passemant, connu pour les Telescopes
de Réflection, rüé de la Monnoye à la Pomme d'Or.

Cl. Tournay Sculp.

《新的显微观察以及
对有机体组成和分解
的发现》中的显微镜
约翰·图贝维尔·尼
德海姆
路易·艾田·加诺
1750 年
国家医学学会

收。因此，在沼泽地的水中，在植物浸剂和动物物质中看到的微生物不是活的生物，只不过是一些从有机物质当中出来的生命原子而已。布封在这样的思想当中迷失了方向，而这种想法的基础是尼德海姆 1745 年、1748 年和 1750 年发表的一些文章。他将肉汁放在容器中，在容器下面用火炭加热，但是并没有将肉汁加热到沸腾。然后他将容器密封。他深信通过加热已经清除了容器中原先存在的微生物，并避免外部的一切污染。但尼德海姆在所有的容器当中都发现了微生物的繁殖，他认为这是由于自然中存在的一种"生长力"所导致的自发产生生命的结果。显而易见的是，他的被污染过的培养汁加热的程度不够，没有达到完全灭菌的程度，而且瓶子也没有完全密封，一定也让空气中的污染物进入到了瓶子中。

在莱迪的研究成果影响之下，斯帕朗扎尼通过一系列杰出的实验驳斥了这种理论。这些实验于 1765 年发表。他将一些植物浸剂放在圆底烧瓶当中，用蜡将瓶口密封，以不同的时间加热各个烧瓶。然后用肉眼观察烧瓶中液体的混浊程度，看微生物是否出现，并在显微镜下观察。他指出，加热可以防止微生物在浸剂中出现，条件是加热的时间要足够长。经过几天之后，他用显微镜观察每个烧瓶里浸剂中的微生物，只在没有加过热或者只加热五分钟的烧瓶里发现了微生物，而那些加热至液体沸腾，并立刻用蜡密封的烧瓶当中，则没有微生物。他区别体积大的微生物（原生动物）和体积小的微生物（细菌），体积大的微生物在液体沸腾一分钟之后便被杀死，而体积小的微生物在烧瓶中的液体沸腾四十五分钟之后仍能存活。一个世纪之后，巴斯德以极其权威的方式重新做了这些试验。

在观察当中，斯帕朗扎尼看到一些连在一起的微生物。开始时，他把这一现象解释为交尾。他的朋友荷拉斯·德·索叙尔提示说，有可能是"年老的"微生物（原生动物）在分裂，并通过简单的分裂繁殖，将一个微生物分裂成两个较小的微生物。1776 年，斯帕朗扎尼通过实验证明分裂繁殖的存在，并因此而做出了最为漂亮的生物学实验之一，因为这一实验既简单又不失其独到之处。令人难以置信的神甫实施了第一次显微操作的实验：他想象用显微镜跟踪独个微生物。为此，他取了一滴包含有成千上万个微生物的浓密的混悬液，放在一个水晶片上，旁边又放了一滴纯净水。他通过一根极细的针让两滴水沟通，只让一个微生物通过毛细管作用来到纯净的水滴中。在好几个小时的时间里，他用显微镜观察这个微生物，看到这个微生物分裂成两个，然后又分裂成四个，从而发现了分裂繁殖！

斯帕朗扎尼是一个伟大的先驱者。19 世纪初，一个做糖果的人以经验的方式应用了斯帕朗扎尼的发现。这个人就是尼古拉·阿佩尔（Nicolas Appert），他将食物装在完全密封的瓶子里，经过加热之后，使食物得以保存。

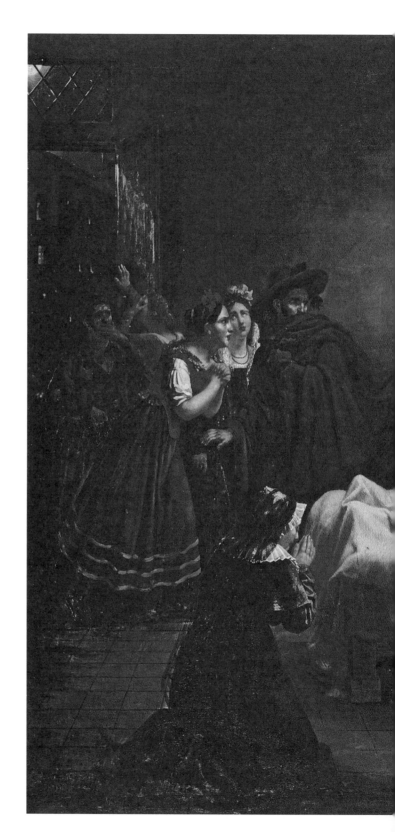

《马裁之死》
亨利·奥古斯特·塞
鲁尔
19 世纪，油画
康布雷美术博物馆
作品表现的是 1821
年巴塞罗那一个年轻
医生马裁之死。马裁
死于黄热病。当时正
在发生黄热病瘟疫，
马裁研究这种瘟疫。
马裁体现了为医学而
献身的精神，以及接
触疾病的研究人员和
医生所冒的风险。

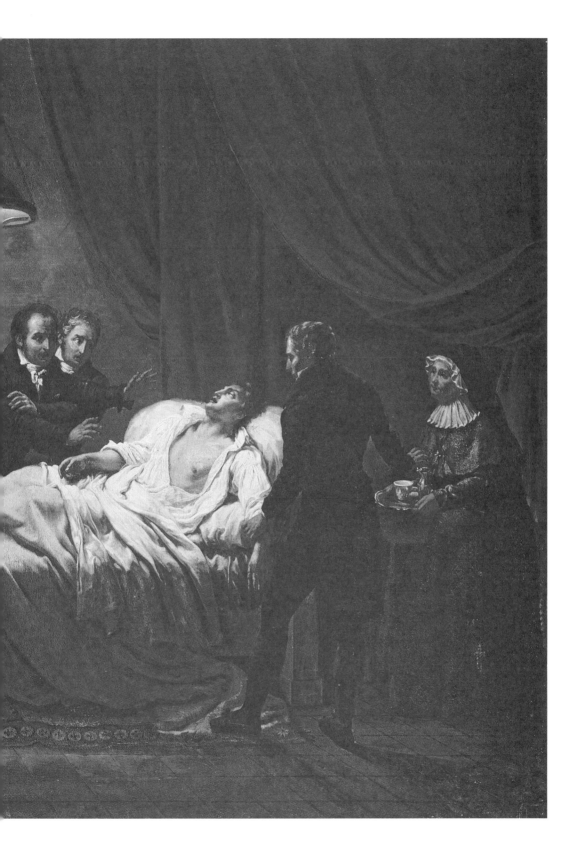

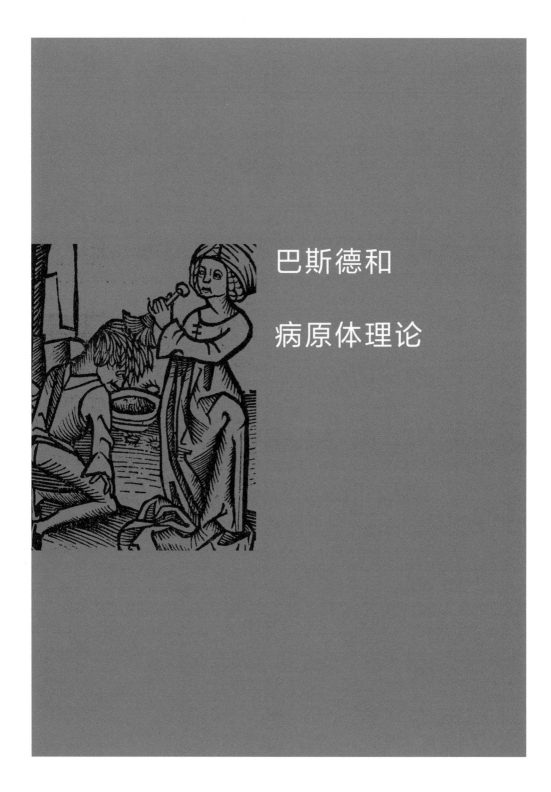

巴斯德和

病原体理论

先驱者

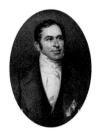

约翰·卢卡斯·舍恩
来因的画像
照相制版
巴黎大学医学和牙科
学联合图书馆

左页
《百物辑录》插图
约阿拿·德·库巴
普鲁斯，斯特拉斯堡
1499 年

19 世纪初期，亚里士多德的疫气论仍然盛行。然而从流行病学研究和临床观察中，传染源的现代概念即将诞生。首先，对植物病的观察帮助人们理解人类传染病的发生。人们很早便知道，植物"锈病"有可能破坏粮食的收成，但人们并没有意识到这种天灾具有传染的特点。在 14 世纪初，霜霉病流行——霜霉病是一种引起植物块茎腐烂的疾病——影响到马铃薯的种植。马铃薯于 17 世纪从秘鲁引入法国。从 1845 年到 1846 年，爱尔兰的霜霉病导致了一场灾难。在连续的阴雨天气之后，霜霉病摧毁了作为爱尔兰主要食物来源的马铃薯种植，出现了可怕的饥荒，使一百万人死于非命。弥尔·伯克利（Miles Berkeley）在用显微镜观察被感染的土豆时，发现了一种真菌"致病疫霉"，他认为正是这种真菌导致了病疫。当时谁也没有认真地对待他的观察。1861 年，德国一个植物学家汉利奇·德·巴利（Heinrich de Bary）通过非常简单的实验，证明真菌是导致霜霉病的罪魁祸首。他在有利于真菌生长的潮湿而阴冷的条件下种了两批马铃薯，使其中的一批感染了真菌，这批马铃薯便患了霜霉病，而另一批则没有。这是疫病流行中某种生物起作用的最早的证明之一。

在爱尔兰的大饥荒时期，皮肤科专家认识到真菌在人皮肤霉菌病中所起的作用。1839 年，约翰·卢卡斯·舍恩来因（Johann Lucas Schönlein）找出了黄头癣的病源，那是一种毛癣菌。此后，人们发现了引发鹅口疮、发癣菌性头癣、花斑癣等等的真菌。1853 年，有个皮肤科的医生发表了一本书，综述了这些发现，书名为《在人和活的动物身上生长的植物寄生虫自然历史》。这些发现早于路易·巴斯德和罗贝尔·郭霍的发现数十年。

约翰·斯诺和霍乱

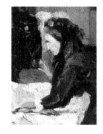

1866 年，欧也妮皇
后在亚眠主宫医院看
望霍乱患者
保罗－费利克斯·盖利
油画
庞卡底博物馆，亚眠

霍乱于 1830 年侵入欧洲，导致一场公共卫生运动的出现，以及在国际规模上进行卫生组织和预防的考虑。细菌还并不为人所知，传染的概念还不是为所有的人一致接受，但人们还是预感到病人是危险的。欧洲市政当局开始关注卫生，治理下水道、茅房、污水、有害健康的工业、市场上销售的肉和蔬菜的清洁等。人们建立了检疫站和卫生屏障，以阻止霍乱的传播，因为自由行动的健康者有可能身上携带着致死的病菌。霍乱也使得一种新思想出现。一个名叫约翰·斯诺的英国医生（John Snow）见证了 1831 年至 1832 年使伦敦十室九空的大瘟疫。他给很多病人治疗，自己却没有被感染，于是他深信霍乱不像人们认为的那样，是通过空气或者病人发出的疫气传染的。看到病人都有腹泻的症状，他认识到霍乱有可能由于消化不良导致。在 1849 年发表的一篇题为"论霍乱的传播方式"的文章当中，他提出，霍乱是由一种在人体内繁殖的毒物引发的，在病人的呕吐物和排泄物中就有这种毒物。他认为，由毒物污染的饮用水是唯一引发霍乱的原因。1854 年 8 月和 9 月伦敦发生霍乱流行时，斯诺证明了他的理论具有现实根据。在现场救治病人时，他密切关注了疫病的发展，摘录了患病者的家庭住址和死亡登记，注意到大多数病人都住在一个饮用水的泵站附近。就这样，疾病流行的中心便被确定在宽街和剑桥拐角处的街区。

在泵站所在的地方，十天的时间里死了近五百人。在斯诺的干预之下，当局禁止人们再使用泵站，从而阻止了街区的瘟疫。另外，在霍乱流行的波朗街街区，一个工厂的五百三十五名工人无一染病，这些工人们只喝啤酒，而且这家工厂拥有自己的水井。

斯诺研究了伦敦饮用水的供水方式。伦敦便由两家公司供水，"朗贝斯水务公司"以及"苏斯沃和沃克斯豪尔公司"，两家公司都从被老城区的污水管道污染了的泰晤士河中取水。1854 年再一次出现霍乱时，斯诺注意到，在苏斯沃和沃克斯豪尔公司供水的街区，死亡率为每万户人家（四万零四十六人）三百一十五人，而在朗贝斯水务公司供水的街区里，死亡率每万户人家（两万六千一百七人）仅为三十七人。如何解释这一差别呢？在做回顾性研究时，斯诺注意到，1849 年，两家公司供水区域霍乱的死亡率是相近的。此后，朗贝斯水务公司意识到污水管道的污染问题，于 1852 年决定将取水点向城市的上游移动三十五公里，避免了老城区的污染。在人们对传染源一无所知的时代，斯诺于 1854 年指出，污水管道污染的饮用水会传染霍乱。斯诺于 1858 年英年早逝，享年仅四十五岁。

在斯诺进行研究的时代，意大利医生菲利波·帕西尼（Filippo Pacini），一个解剖学教授。在 1854 年佛罗伦萨霍乱流行时，观察到霍乱的病原菌。他在病人死后立刻对尸体进行解剖，检查死者的肠组织时，发现了一种逗号状的杆菌，他称之为"弧菌"。在文章"关于霍乱的显微观察及病理推断"中，他认为这种杆菌就是霍乱的病因，但是他并没有给出证明。1883 年，确认杆菌为霍乱病因的，是罗贝尔·郭霍（Robert Koch）。

艾格纳兹·塞麦尔维斯和产褥热

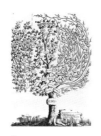

《热病的特殊治疗》
中的发烧树
弗朗西斯科·托蒂索
里亚尼
摩德纳，1712 年
巴黎大学医学和牙科
学联合图书馆

匈牙利的年轻医生艾格纳兹·塞麦尔维斯（Ignaz Semmelweis）。从 1847 年开始，阐明了产褥热的发病原因。产褥热是当时产妇经常发生的一种可怕的疾病。1844 年，塞麦尔维斯被招聘为维也纳阿莱日曼产科医院约翰·克兰教授的助手；这是维也纳大学的一所附属医院，有两千张病床。医院里的产科为欧洲规模最大的，每年有近三千五百名产妇分娩；医院分成两个毗邻的产科区域，一个是克兰产科，一个是巴奇产科。只有克兰产科才接受实习的医科大学生为产妇做检查，参与接生。而在另一个产科区，给产妇接生的，都是助产士。塞麦尔维斯注意到，两个产科区都有死亡病例发生：在克兰产科分娩的产妇死亡率达到百分之十八，而另一个产科区则只有百分之三。而且很多在克兰产科分娩的产妇临死前有转到医院其他普通科室去的，所以统计的死亡率还有所低估。经过仔细的研究，塞麦尔维斯估计，克兰产科区的产妇死亡率在百分之二十五左右。两个产科区为什么会有如此大的差别呢？

当时，人们认为产褥热是由疫气引发的。塞麦尔维斯立刻排除了这种假设，因为两个产科区毗邻，如果说会受到疫气感染的话，死亡率应该是一样的。他还排除了季节性和产妇过多的因素，因为出生的人数和死亡率之间没有任何关系。巴奇产科区的产妇人数甚至更多一些。他还排除了社会、经济、食物、水、通风、产妇分娩时的位置等等因素。但他注意到某些具有风险的因素：产程延长，母亲出现产褥热时，出生的婴儿被感染的可能性更大，而且只有克兰产科区出现群体性的病例，另一个产科区就从来没有出现过。最后他还注意到，在大街上分娩的妇女发生产褥热的风险要小得多，即使这些产妇在克兰产科区住院。

正在这时，他的同事雅各布·科莱奇卡（Jacob Kolletschka）教授在解剖尸体时，解剖刀伤到手指，患"死尸热"突然死亡。解剖过他的尸体，人们注意到，死者体内的损伤与死于产褥热的产妇有相同之处。塞麦尔维斯因朋友的死亡而不知所措，却也感到灵光一现。他是这样讲述这件事的：

> 我感到非常震撼，脑子里不断地想着这件事，有个想法突然闪现：产褥热和科莱奇卡教授的死亡是同一种原因导致的，因为病理变化一样。可是在科莱奇卡教授的病例中，尸体的颗粒是通过伤口进入人体，导致了感染性的变化。产褥热的发病原因也应该是一样的……尸体的颗粒只不过是由学生和医生的手带入病房的。

他由此推断，他的朋友死亡，是被尸体污染了的解剖器械感染伤口导致。他还观察到，一名产妇患了带有流脓症状的子宫瘤，在对这名产妇进行妇科检查之后，十二名产妇中有十一名患了产褥热。在研究医院 1784 年以来的产妇死亡率数据时，他注意到，在建立维也纳解剖学校之前，产褥热的死亡率很低，仅百分之一点二，自 1822 年在医院经常进行尸体解剖以来，死亡率达到百分之五点三。

由此，塞麦尔维斯认为，从事尸体解剖的医科大学生们——凡在医院里死去的人都要经过尸体解剖——是主要原因，这些大学生在做过尸体解剖之后，没有采取任何措施，便到克兰产科区参与接生，而巴奇产科区的助产士们不去解剖室。由此推断，发生产褥热的风险与对产妇的妇科检查有关。所以他主张对医生的手进行消毒以预防感染。从 1847 年 5 月 15 日开始，大学生必须在漂白粉中洗手，一直洗到手上没有死尸的气味。结果非常明显。在采取措施之后，克兰产科区的死亡率立刻从百分之十八点三下降到了百分之一点三。

不幸的是，塞麦尔维斯苛求于人，缺乏与人交流的意识，这使他的发现在当时不为人所理解，甚至遭到一部分人的排斥。从 1848 年到 1850 年，他的研究成果只在口头上与人交流过，到了 1861 年，才在一本题为《产褥热的病原、本质及预防》的书中发表。这个非常天才的人其实非常脆弱。他言辞激烈地写道：

> 我的笔为气愤所主使。如果我再不开口讲话，再不发表我的实验结果，我认为我就是在犯罪了。1847 年以来，成千上万的妇女和儿童死了。我深信，如果我没有保持沉默，如果我奋起反对人们在产褥热方面犯下的所有错误，这些妇女和儿童本来可幸免于死。

此后，他的精神状态恶化，被收留进一家医院，于 1865 年被遗弃在维也纳一家疯人院里而死。

这个伟大的先驱者的思想到了几十年之后，才被约瑟夫·李斯特（Joseph Lister）付诸实施。路易 - 费尔迪南·塞西尔（Louis-Ferdinand Cécile）写过一篇关于塞麦尔维斯的生平的博士论文。他说，塞麦尔维斯"在不知不觉当中，几乎就要揭开细菌的秘密"。二十年之后，路易·巴斯德通过显微镜观察，在高辛医院产科发烧的产妇恶露中，发现了一种串珠状的非常小的细菌。正是这种细菌导致发生了那么多的悲剧。巴斯德把这种细菌命名为"链球菌"。

路易·巴斯德和病原体理论

正好比 17 世纪对不可见世界的发现一样，在 19 世纪，化学异乎寻常的发展也许有助于加强亚里士多德生命自发产生的学说。有人在试管中将"无生命"的矿物质和有机混合物，比如很常见的动物的尿，进行合成，并向我们提示说，由于未知的力量，有可能从无生命的物质中产生出生命。巴斯德则通过严格的实验方法，彻底否定了这一古老理论。

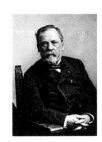

路易·巴斯德的半身像（摄于大约 1889 年）
费利克斯·纳达摄影

巴斯德是汝拉地区的阿尔布瓦人，父亲是制革匠。巴斯德是个颇重感情的人，受古典文化和历史的影响，他勤奋，努力，思想有创造性。中学时，成绩一般，上了高等师范之后，他的才能才表现出来。1848 年，他是弟戎中学的物理老师，1854 年在斯特拉斯堡大学当化学教授，后来又到了里尔，在里尔新建的大学当校长。1857 年，他被任命为巴黎高等师范学院的主任。1863 年，他在美术学院当地理和化学教授，1867 年又到索邦大学当教授，一直到 1889 年，他负责以他的名字创建的研究所。1895 年逝世时，他的身上披满了各种荣誉的光环。

巴斯德被人们称为"科学的天使"，他证明了病原菌在传染病发病的过程中所起的作用。开始时，他先是证明被污染的空气可以感染有机物。这引起了一场著名的争论。鲁昂自然历史博物馆的主任费利克斯·阿基米德·布谢（Félix Archimède Pouchet）于 1858 年向巴黎科学院提交了一篇论文，在论文中声称以实验的方式证明生命自发产生学说的真实性。他先将一些干草的浸剂烧至沸腾以消毒，后来还是在浸剂当中观察到细菌的繁殖，虽然他采取了一切措施。他在《异种不育》的书中发表了实验结果，"最终地"证明，完全无活力的物质当中出现了生命。

这些结果与巴斯德的实验结果完全相反，因为巴斯德证明在发酵的过程中会出现很多细菌。有个做烧酒的人，对甜菜汁的不良发酵十分困扰，在 1855 年时求助于巴斯德。巴斯科在显微镜下发现，"在发酵良好的时候，球粒（酵母菌）是圆形的，发酵开始变质时，球粒变长，当发酵液变成乳状时，球粒则完全拉长了"。采用这种十分简单的办法，人们可以监视发酵的过程。后来，他研究了好几种发酵，指出真菌或者细菌起到的关键作用。从 1863 年到 1865 年，巴斯德开始研究葡萄酒的病害，指出这些病害是由于微生物感染了葡萄汁的酵母发酵过程所导致的。

为了消除混乱，科学院在 1860 年创立了阿良贝尔奖，"以奖励通过很好的实验，以新的方式阐明所谓生命的自发产生的问题"。巴斯德接受了这一挑战。他以杰出的方式做实验，借以表明导致有机物腐败的细菌来自于被污染的空气。

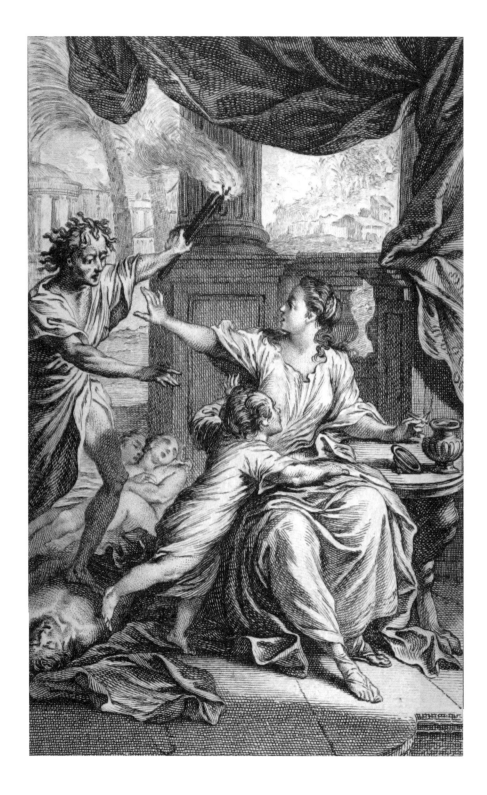

这些实验当中有几项非常著名。比如，他做了一些"鹅颈"瓶，开口是一个 U 形的长长的细颈。他在鹅颈瓶中装满培养液，用火烧至沸腾几分钟，以将培养液消毒，同时也将里面的热空气从弯曲的开口排出。经冷却之后，外面的空气——未经加热，也未经过滤——很容易进入鹅颈瓶中，但是空气中悬浮的灰尘会沉落在弯管的壁上，从某种意义上说，弯管"过滤"了空气。经过一段时间之后，瓶子仍然是无菌的。有机液体中的所谓"生命力量"并不存在。巴斯德用棉花堵住瓶口，过滤空气，以加强证明的力量。他在显微镜下观察情况，发现里面一些圆形和卵形微生物，当他把这些微生物放进培养液中，微生物会迅速繁殖。巴斯德继续试验。他将一些真空的细长大肚瓶放在不同的地方，阿尔卑斯山的高处，巴黎的大街上，观象台的地窖里。放在冰山空气中的瓶子里几乎都是无菌的。而在城市的空气中敞开的瓶子则受到了污染。因此，根据环境条件不同，病原菌在空气中的传播也不一样。这些结论于 1864 年在一篇题为《关于空气中的有机细小颗粒。对生命自发产生学说的思考》的文章中发表。巴斯德的这项研究获得了科学院的奖励。那么怎么解释布谢的成果呢？因为布谢也是一个诚实的，为人所公认的学者。人们后来注意到，在布谢使用的干草浸剂中，有些极耐热的植物孢子，而巴斯德的酵母菌液中则没有这种孢子。

几年之后，巴斯德研究蚕的病害，又一次对病原菌理论做出了重大贡献。养在桑叶上的蚕非常珍贵，也极其脆弱，多少个世纪以来便经常因为一些"流行的疫病"大量死亡，导致养蚕人破产。开始研究蚕的疫病时，巴斯德知道，一个天才的先驱者，意大利人阿科斯蒂诺·巴西（Agostino Bassi）做过这项研究。在研究伦巴弟发生的疫病时，巴西以令人吃惊的创新方式，揭示了蚕硬化病的起因，生了这种病的蚕尸体上会出现一层白霜。当时，人们认为这是由于改换食物或者气候变化所导致的。经过二十五年的紧张研究之后，巴西指出，病害是由一种名为"家蚕白僵菌"的非常细小的真菌造成的，可以通过实验的方式使这种真菌传播（1836）：

> 这种致命的东西是有机物，是有生命的植物。这是一种隐花植物，一种寄生真菌。这种真菌只能以动物为食，只能在虫子身上生存和传播，而且只能在活的昆虫身上萌发活跃。真菌的种子萌生时，进入蚕的体内，这时植物有了营养，开始生长，在生长的同时，导致了它的宿主动物的死亡；然后，它便结出果实，在动物的尸体上使果实成熟或者完善。因为动物已经死亡，生命的抵抗已经停止，动物便成了寄生虫必要的食物，以供其完善自己的功能。因此，动物的尸体当中包含有导致死亡的病原体，可以把相同的病害传染给其他的昆虫，导致这些昆虫走向同样的结果。

巴西制定了一种有效的预防措施，可以避免向其他的养蚕场传播病害，让"任何东西，任何人，任何活物都不能带来导致家蚕死亡的寄生真菌的种子"。他提议养蚕人要洗手，并用开水浸泡衣服消毒。在 1849 年，他以预言的方式得出结论说，人类的传染病一定也具有相同的通过活的病原体传染的机制，尤其是当时在欧洲流行的霍乱。

巴斯德于 1865 年应邀研究蚕的微粒子病。这是 1853 年新出现的一种蚕的病害，先是在法国南部的一些养蚕场流行开来，后来波及欧洲和整个世界，尤其是中国和日本。病害的特点是在蚕的身上出现一些如胡椒粉状的黑色斑点，病害有多个变种，称为"软化病"、"软死病"、"空头病"。经过五年的研究，他以极其权威的方式解决了问题。他指出，蚕的微粒子病及其变种病害，实际上是两种不同的病害交织在一起形成的。他从不同的养蚕场选择了一些蚕仔，证明蚕的微粒子病是由一种原生动物，一种小孢子菌，也称"家蚕微孢子原虫"导致的。他在显微镜下观察到蚕的斑点中有这种非常细小的微生物。另外，蚕的软化病是一种不同的病，是由于细菌在蚕的肠内大量繁殖而产生的。实际上，我们今天知道，这种病是由一种病毒引起的，这种病毒促进了细菌的重复感染。巴斯德建议用显微镜观察蚕仔，在养蚕场选择一些健康的个体繁育，蚕的病害从而也就消失了。巴斯德证明了流行的疫病是由某种微生物引起的，这一发现很快便对医学生产了深远的影响。

约瑟夫·李斯特与医院坏疽

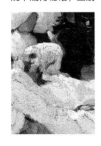

在 18 世纪，医院是救济院，即为穷人而设立的收容院，专门"保护"那些患了传染病人。但由于"医院坏疽"的存在，医院也是一个危险的地方，坏疽发出恶臭的气味，导致做过手术的人和年轻的产妇大量死亡。在 1850 年代，一个年轻的英国医生约瑟夫·李斯特（Joseph Lister）在爱丁堡开始了其外科医生生涯。爱丁堡是英国外科的神庙，当时刚刚发现了麻醉术，使得外科手术室里突然安静了许多。李斯特看到病人在术后极易因感染而死亡，决定研究病人为什么会感染，感染是如何传播的。当时人们认为，肌肉的腐败是由空气中的一种"因子"，一种"力量"所引起的，这种"因子"或者"力量"进入伤口的组织，导致组织腐败，脓水中大量出现的细菌是自发产生的。李斯特对这种想法提出了怀疑。如果是空气导致坏疽，那为什么在医院里比在家里发生的感染更多？为什么在同一个病人身上，两个伤口中只有一个出现化脓？和塞麦尔维斯一样，他认为是外来的物质感染了伤口。根据流行病学的统计数据，他预感到化脓与空气接触有关。

1860 年，李斯特在格拉斯哥大学担任教职时，知道了巴斯德关于发酵问题

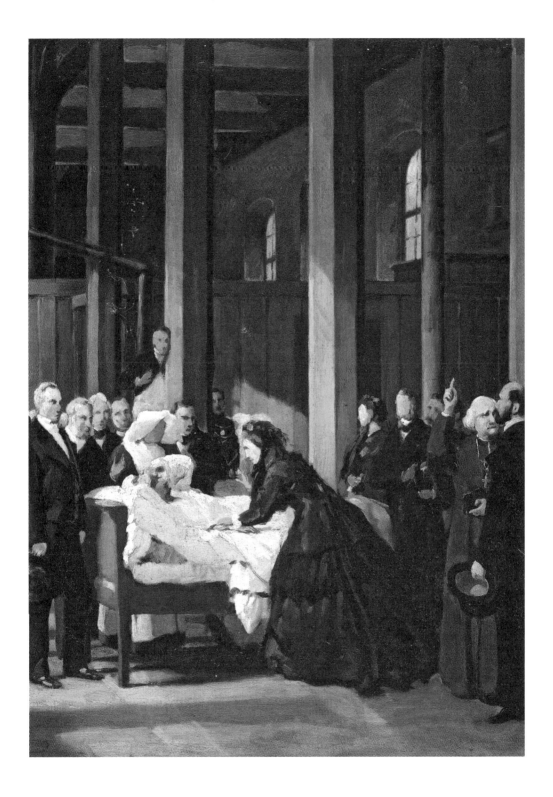

的研究。他心中突然一亮。微生物能够将葡萄酒改变成黏稠、发酵的泥状物，这和化脓的伤口是一样的！从这时起，李斯特便相信了疾病是由细菌引发的学说。虽然巴斯德发现病原菌无处不在，空气中、液体里、固体上，但李斯特深信，在外科感染当中，空气是主要的传染因素。由此他认为应当为伤口消毒，并通过灭菌剂来保护外科医生周身上下的环境。他选择了石炭酸，这是一种化学物质，本来是用在消除市政垃圾的气味和家畜身上的寄生虫的。他用石炭酸为复杂骨折和截肢的伤口消毒，也通过能够产生雾化剂的泵，用石炭酸为手术室的空气消毒，成效极其明显。1867年，他在著名的医学杂志《柳叶刀》上发表了五篇文章，公布了这些结果。在这一系列的文章当中，他用一种新的方法综合了他的研究结果："灭菌法"。他建议用石炭酸仔细清洗伤口、器械、外科医生和护士的手，并在手术室里雾化喷洒石炭酸。他建议在术后护理中采取特别的措施，用在灭菌剂中浸过的绷带包扎伤口。和几年前的塞麦尔维斯一样，李斯特也不得不面对人们的蔑视、讽刺，英国外科界的同事们根本不理睬他说的话。但是不久，全世界便都有人来爱丁堡学习他的方法。其后，手术室的布置和外科技术发生根本的变化。李斯特是巴斯德和罗贝尔·郭霍的朋友，不断地为他们提供支持，对传播有关病原体的新的思想起到了决定性的作用。1892年12月27日，在庆祝巴斯德七十岁生日时，他在索邦大学发表演说，当时法兰西共和国总统萨迪·卡诺也参加了庆祝的仪式。他终于得到了同事们的承认，被选为皇家学会的主席，获得了爵位。李斯特男爵1912年逝世，死时荣誉满身。塞麦尔维斯只是在死后才得到了人们的承认。但他和李斯特创造的无菌法挽救了成百万人的生命。

尾声

对流行病学的观察，以及对发酵、化脓的研究，对家蚕和马铃薯因真菌感染而发生疫病的反复实验，导致人们对古老的生命自发产生说提出了反驳。到了1880年代，人们开始研究传染性疾病的具有内在联系。感染是一种神秘的疫病现象，涉及整个生命世界；实际上这一现象与特别的病原体是联系在一起的，不同的病原体会导致产生不同类型的疾病。这种对世界的新的观念及其所产生的后果，也就是病原体理论，为我们开辟了一条新的道路，引导我们驱除导致传染病的细菌。在不到二十年的时间里，人们发现了导致人类重大灾难的大部分病原体：麻风病、鼠疫、结核病、霍乱、炭疽、产褥热等。除了巴斯德以外，进入科学神庙的还有罗贝尔·郭霍、亚历山大·耶尔辛（Alexandre Yersin）、爱密尔·鲁（Emile Roux）、吉哈尔·阿莫埃尔·汉森（Gerhard Armauer Hansen）以

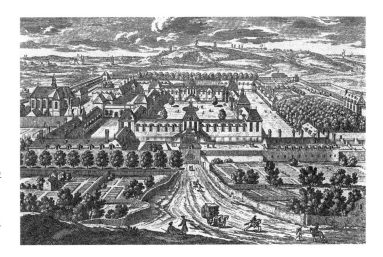

巴黎圣路易医院的平
面图
铜版雕刻，1890 年
巴黎大学医学和牙科
学联合图书馆

及很多其他的人。

　　但针对某些疾病，人们在病人具有传染性的分泌物中还没有找到任何细菌和
真菌。在患了花叶病的烟草叶子具有传染性的汁液当中，在天花或者牛痘的"菌
种"当中，在狂犬的涎水当中，什么也看不见……人们仍然需要跨过一个新的阶
段，才能够看到极小的细菌，才能够看到"超级过滤病毒"。到了 1938 年，发
明了电子显微镜，人们才发现了这些病毒。今天，通过隧道效应显微镜，我们甚
至可以看到德谟克利特原子的身影。

家庭的灾难

伊万·布洛哈尔

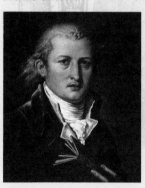

爱德华·詹纳的画像
查理·梅尼埃
1804 年
油画
国家医学学会收藏

在古代和中世纪，发疹性的疾病很受重视，即使是我们现在认为无关紧要的一些病，比如麻疹。虽然雷扎斯从 9 世纪开始便明确了天花的特点，但是天花在很长时间里与猩红热混为一谈。从文艺复兴开始，天花被称为"小天花"，后来又被称为"红死病"或者"家庭的灾难"。这种病有时候会出现很长的间歇期，然后突然在民众中爆发流行。患病的人先是发高烧，后全身出现化脓性的脓疱，患天花的人虽然不会个个丧命，却会破相，脸上布满瘢痕。有时候还会伤及角膜，导致失明。

18 世纪初，很多城市天花的大流行，比如巴黎在 1716 年至 1723 年期间，天花导致三万多人死亡。整个欧洲在 18 世纪，六千万人死于天花，成人和儿童都不能幸免，尤其是儿童，甚至连国王也不能幸免——1774 年，路易十五死于天花。

人们注意到，天花不会重复染患。受中国人的古老办法的启发，人们开始对一种做法发生兴趣，好像这种做法在波斯和土耳其被证明是有效的。伏尔泰在《哲学书简》中描述说："切尔克斯的妇女自古以来便故意让她们的孩子得天花，在孩子刚刚六个月大的时候，她们在孩子胳膊上划开一道小口，在小口里放一颗小心翼翼地从别的孩子身上取来的疱疹……切尔克斯人注意到，在一千个人当中，最多只有一个人会得两次完全的小天花……因此，为了保存孩子的生命和美丽，他们早早就让孩子得一回小天花……土耳其人是有常识的人，不久也采用了这种办法，今天，康士坦丁堡的大妈们都会在给孩子断奶时，让他们得一回小天花。"

英国人采用了这种办法，后来欧洲大陆也采用了，尤其是当时的一些达官贵人——奥尔良公爵的孩子在1756年接种；路易十五死后，路易十六小的时候和几个兄弟也都种过痘。但是，这种做法并非毫无危险，因为接种有可能引发严重的天花，甚至导致死亡，或者在民众当中传播病毒。

乡村医生爱德华·詹纳1772年后定居在伍斯特郡。他对动物学非常感兴趣。他注意到农场女工从来不得天花，虽然通过挤奶，他们与母牛的乳房经常有接触，而奶牛会得一种法国称之为 picote 的"牛痘"。牛痘是良性的，出现在奶牛的乳房上，与天花的疱疹相似。如果说在医学的历史上，第一次预防接种出现在1771年，第二次是1774年，一个名叫本杰明·吉斯蒂（Benjamin Jesty）的人在自己的妻子和两个女儿身上接种的，但是最有名的预防接种无可争议的是爱德华·詹纳在1796年实施的。经过多次试验之后，他说，在人体皮肤上做一道划痕，将牛痘的脓水引入人的肌体，便可保证人不得天花。他在1798年写道："我认为我的确可以证明，牛的天花能够可靠地预防一般的天花。"

在接下来一个世纪，人们在欧洲组织了大规模的预防接种活动，首先在英国和法国的军队里。这种方法传

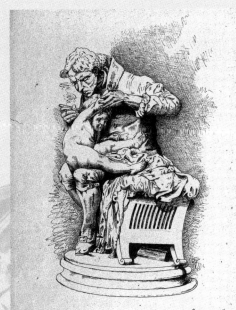

接种
维吉里奥·斯图拉
意大利，20世纪初
钢笔画
私人收藏

到美国，第三任美国总统托马斯·杰斐逊也接种了牛痘。

《牛痘痘疱的成因和影响探讨》中"挤奶女工萨拉·奈恩被牛痘感染的手"
爱德华·詹纳
桑普森·洛，伦敦，1798年
巴黎大学医学和牙科学联合图书馆

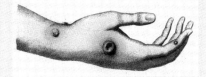

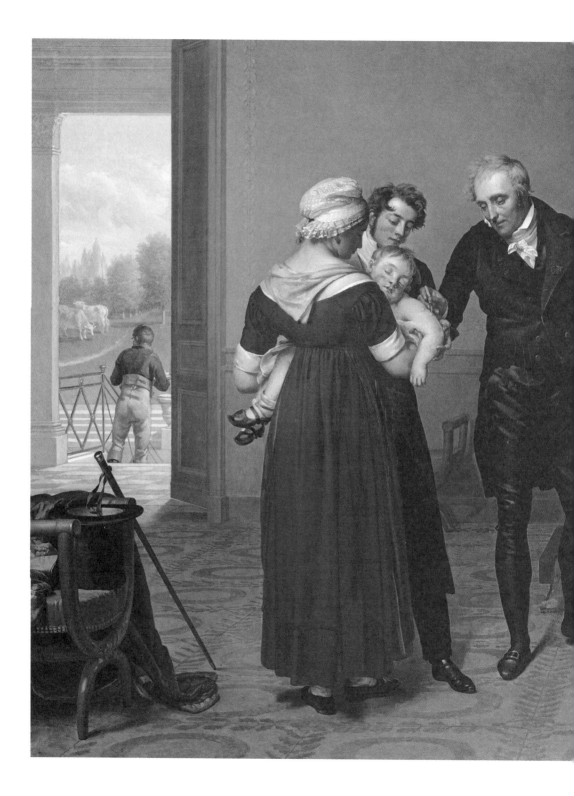

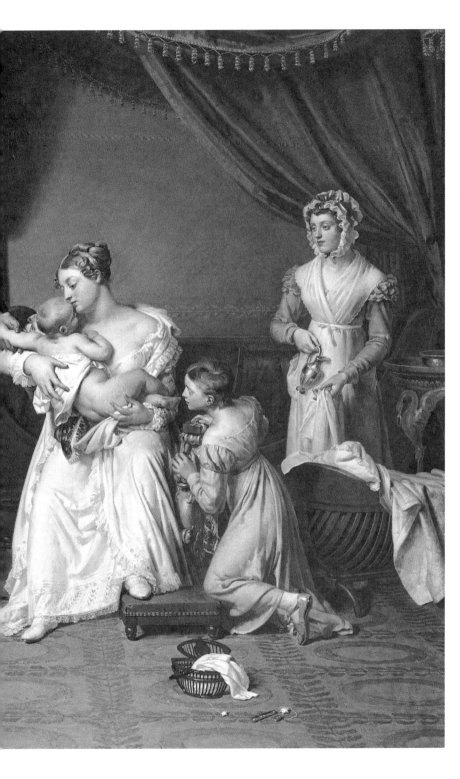

《接种牛痘 》
龚斯当·约
瑟夫·德博德
法国，1822，油画
查尔特勒修道院博物
馆，杜埃

发现看不见的生命世界

那不勒斯病

伊万·布洛哈尔

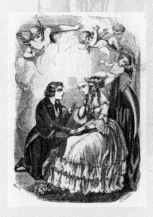

《西菲利斯》中爱情的两张面孔
奥古斯特·马塞·巴戴勒米
玛蒂农，巴黎，1851 年
巴黎大学医学和牙科学联合
图书馆

15 世纪末梅毒的观念在欧洲出现，这似乎与新大陆的"发现者"回到欧洲的时间不谋而合。当时的法国人称这种病为"那不勒斯病"，意大利人则称之为"法国病"。其原因是在意大利战争期间，查理八世在西班牙军队的支援之下，攻陷那不勒斯。1495年，一场瘟疫在那不勒斯流行开来，当地人认为与法国国王的雇佣军有关，而法国人又把责任推给西班牙人。不管责任是谁的，这场瘟疫很快波及整个欧洲。

1544 年，让·德·维果（Jean de Vigo）在《外科实践》一书中描写了这种病的影响，及它所引起的痛苦和对人的身体产生的后果："先是出现下疳，随后男性的生殖器官上出现脓疱，呈灰白色，黑中泛出白乎乎的颜色，四周伴有硬结。最早出现的异常恢复之后，又会在全身出现脓疱，脓疱上带有硬痂，有时还会出现凸起，呈现疣状。病人的肢体和关节处感到剧烈的疼痛。一年或者一年多之后，出现化脓性疼痛，并出现骨性胼胝，夜间，病人往往会痛得喊叫起来……患者整个身体的外观令人非常厌恶，疼痛感非常强烈，所以这种病比麻风更可怕。"

在文艺复兴初期，卡塔努斯（Cataneus）建议在与妓女发生关系之后，"将阴茎从根部捆起来，以避免瘟痘毒素向肌体传播"；也有一些古老的中世纪时的办法，那就是"交合时间要长，这样一来，阴道会软化炎症，排空分泌物并起到净化的作用……"但是，人们更多采用的，是烘箱的作用。但正如乌登（Hutten）所说的那样，这种办法也可能产生可悲的结果："我见过一个庸医用烘箱烤死了三个可怜的手艺人，他让人钻进烘箱，并建议提高烘烤的温度。病人深信，忍受的温度越高，治疗效果就越好、越快。不知不觉当中，三人被烤得断气了。"

16世纪和17世纪期间，真正的天花被称为小天花，梅毒则被称为大天花，到启蒙时期的后期，才改称梅毒。虽然随着时间的流逝，梅毒的流行减弱了，但在19世纪仍然是人们担心的一个问题。奥古斯特·马塞·巴戴勒米（Auguste Marseille Barthélémy）为自己的四章长诗《西菲利斯》书名页画了一张插图——表面上的浪漫掩盖着一个痛苦的事实：年轻姑娘漂亮的假面具后面，是一张死人的骷髅头，可是跪在她面前向她求爱的小伙子只看到了假面具。姑娘的身后是死亡的预兆，镰刀；上面，惊恐的爱神正在逃离，还可以看到手执蛇杖的墨丘利。墨丘利是一个积极的反衬，表达了双重的象征，一方面是治病救命的医学，另一方面是几十年来便被用来战胜病魔的水银（水银 mercure 与墨丘利字形相同，在当时作为药物来使用）。

到了20世纪初，人们才使用砷的衍生物和铋盐组合在一起，作为治疗的药物，到了1943年，人们证明，青霉素对治疗梅毒的有效性。

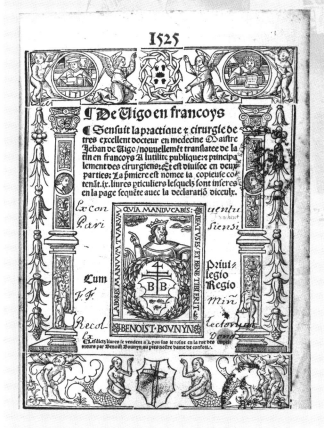

《法文本维果》的书名页
让·维果布尼恩
里昂，1525年
巴黎大学医学和牙科学
联合图书馆

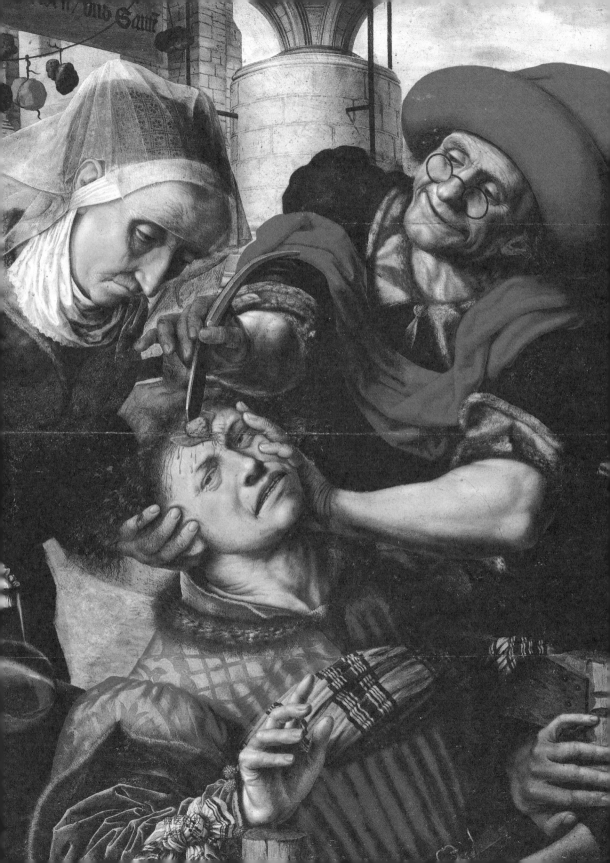

人的内心：

精神世界

让·克洛德·阿梅森

取出疯狂之石（局部）

扬·桑德斯·梵·汉梅森

马德里，普拉多博物馆

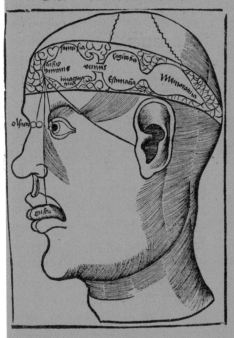

身体和精神的

关系

发现和探索大脑新大陆的历史

人类在神经学、精神病学和神经外科学领域取得的突破，经历了一个漫长的历史时期。这一探险与发现的历史并非直线性的，而是有突破，有倒退，有发现，也有错误。这段历史还与一场场引导我们走向现代生物学和医学的革命联系在一起，引导我们深刻而彻底地改变了我们对世界、对生命和人、对我们自己和他人的看法，增强了我们战胜疾病、减轻人们痛苦的能力。这种变化慢慢地发生在几千年间，近几个世纪以来变化的速度加快，一百五十年以来的变化速度更快，近几十年以来则快如闪电。

现代神经科学力图解释和了解的，是意识、记忆、疯狂的秘密，是我们的精神世界以及精神和身体之间的关系的秘密。几千年来，新思想不断涌现，新旧并存，形成我们今天神经科学的理论基石。

体液，动物精神，如自动机一样的身体，不死的灵魂，肉体的灵魂，机器人……

精神、灵魂和激情的住所是古希腊人讨论的对象：这个住所是心脏还是大脑？人有多少个灵魂反映我们的内心生活？我们的精神世界又如何呢？宇宙是由四种元素——火、气、水、土——组成的，与此相应的，是组成了我们的身体的四种体液。希波克拉底的医学认为，身体和精神的疾患都来自于这些体液的不平衡。与自然原因说同时存在的，还有艾斯库拉普神庙里的祭司们。艾斯库拉普是医神，是墨菲之子，而墨菲又是睡眠之神伊普诺的儿子、死神塔纳托斯的兄弟。在艾斯库拉普神庙中祈祷、睡觉和做梦能够治病。有人认为癫痫是诸神的一种表现——是一种"神圣"的病——但同时也有人认为癫痫是由某种天然原因引起的病。

在文艺复兴之前，盖仑在罗马写的论文影响了整个基督教欧洲。盖仑说，神经是传导"普纽玛"（pneuma，气，动物精神），并填充脑室的空心管道，脑室是大脑内部的一些空腔。中世纪期间，精神的痴迷、谵妄被认为是神圣或魔力的体现，祈祷和驱魔可以是完全的医疗实践。

17 世纪初，英国哈维发现了血液循环，对体液说提出了质疑，而莫里哀戏剧中的医生使用放血、排泄治病的基础就是体液说。哈维说，心脏让血液循环，并让血液保持在"不断运动的状态"。

这种"有机体机器"，"身体好比自动机"的思想吸引了笛卡尔和尼古拉·德·马勒布朗什（Nicolas de Malebranche），他们认为动物是一架由气推动的自动机器，动物精神在神经和大脑之间游走。

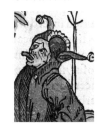

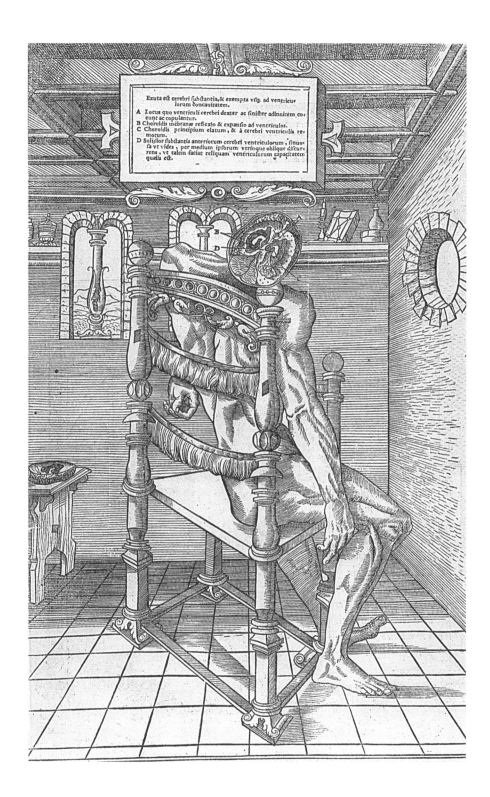

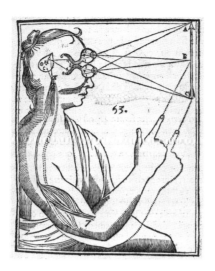

《人》当中的H腺
（松果体）的位置和
功能
笛卡尔
雅克·勒格拉，巴黎
1664 年
巴黎大学医学和牙科
学联合图书馆

马勒布朗什后来说，动物"吃东西时不会感到快乐，叫喊时不会感到痛苦，在不知不觉中生长，没有欲望，没有恐惧，也没有知识"。笛卡尔认为，人和动物一样，也有一个如自动机一样的身体，但是，人与动物的不同之处，是人具有不死的、非物质的灵魂，该灵魂位于大脑中确切的位置并在那里驱动着身体。笛卡尔认为，人脑中一个很特别的小地方——松果体——连接着人的灵魂、气和身体。

一个世纪之后，朱利安·德·拉梅特里（Julien de La Mettrie）提出用一种完全不同的观念——机器人观念，来取代笛卡尔的动物和人的二元论，取代人的身体和灵魂的二元论。他在 1748 年出版《机器人》一书。

他说："人的身体是一架机器，这架机器自己上发条，是典型的永动机。"从总体上来看，我们的精神世界是"大脑和身体组织"的唯一的产品。从 17 世纪开始，英国医生托马斯·维利（Thomas Willis）提议将"人的不死的灵魂"和"肉体的灵魂"分别开来；他说人的不死的灵魂不是科学所能够探索的，而肉体的灵魂则是物质的。他说在这一点上，我们和动物是一样的，不管是动物还是人类，肉体的灵魂都关系到认识、学习、感觉、记忆的能力。与人的不死的灵魂相反，肉体的灵魂是可以进行科学研究的。而且肉体灵魂与大脑的活动相联系，其不同的组成部分也位于大脑当中。

维利继续对大脑进行探索，他的一些直觉后来得到了证实；他的探索被文艺复兴时期一些伟大的解剖学家承继下来，其中包括维萨尔。维利提出，肉体的灵魂位于大脑的实体部分、固体部分，而不在脑室的空腔里。人的认识、意愿、意识感知、记忆的能力，人的生命功能——心动和呼吸节奏——的控制，就在大脑的两个半球当中，在深入脊髓的大脑的后部和下部，在脊柱当中。

精神的错乱，如疯狂等精神疾病、神经病和精神错乱实为肉体灵魂的错乱，

《三卷本人体各部分
解剖》中的大脑横
切面
查理·艾田
西蒙·德·科利纳
1545 年
巴黎大学医学和牙科
学联合图书馆

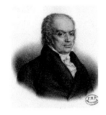

维利还认为，灵魂的错乱从某种意义上亦是肉体的错乱，对此，医学是可以接触、理解、治疗的。

大脑是"整体的"还是"模块化的"？

18 世纪末，奥地利解剖学家弗朗兹·约瑟夫·加尔（Frantz Joseph Gall）对大脑及组成大脑不同部分的各个区域做了十分详细和准确的描写。他说，精神的各种不同的特点——语言、记忆、对形状和声音的感知等等——都分别位于大脑不同的特定区域。因此，他是第一个提出大脑"模块化"的观念的。一百年之后，这种观念成了现代实验神经学发展的概念框架。

但是，加尔的思想过于简单化了。一方面，他认为，与每一种精神特点或者精神行为相对应的，都有一个特殊的大脑区域：有一个区域对应于话语，另一个区域对应于颜色视觉，但是也有的区域对应善良，有的对应聪明，有的对应友谊，有的对应爱情、忠诚，如此等等；另一方面，他还认为，颅骨的凸起反映了大脑不同区域的体积和重要性，因此通过研究和测量颅骨的形状和突起，可以得知一个人的个性、特点以及所有智力和品德方面的能力和特性，等等。就这样，他为一种伪科学——"颅相学"——奠定了基础，使得这种伪科学在 19 世纪末期和20 世纪前半叶十分盛行，并导致出现了可悲的偏差，比如歧视，认为人生来便带有烙印，并使一些人受到社会的排斥。

在 20 世纪前半叶，有人提出了"大脑是一个整体"的观念，以反对加尔认为大脑是由不同"模块"组成的思想。主张大脑"整体"说的人认为，大脑所有的区域都以相等的方式参与所有的精神活动。

大脑的话语"区"和阅读"区"，身体的脑"图"

人们的争论仍在继续，一直到 1860 年代初，法国的神经学家保罗·布洛卡（Paul Broca）在解剖时发现，有些病人大脑局部损伤导致"运动性失语症"，也就是说，病人选择性地丧失了说话的能力，却没有丧失理解语言，甚至阅读语言的能力。1865 年，布洛卡发表了他的发现：他研究过的所有病人都在大脑皮层（表面）一个特别的区域受到共同的损伤。使他感到十分吃惊的是，这种损伤并没有发生在两个脑半球上——大脑的两个半圆形上，而是只发生在一个半球上，在左半球的前部，也就是额部。"我们是用左半球来讲话的"，他说。大脑的确是模块化的，至少有一部分是。在大脑的一个区域，有一个话语的"驱动中心"。

1874 年，德国的生理学家卡尔·韦尔尼克（Carl Wernicke）在解剖患有

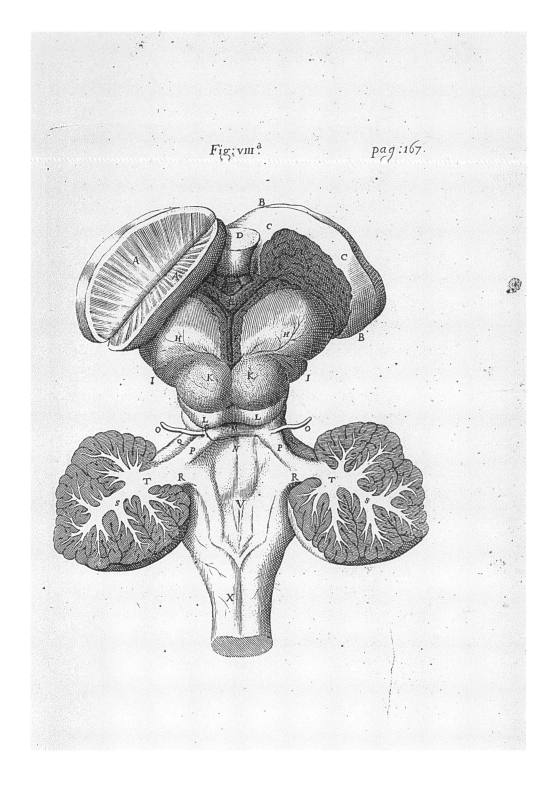

Fig: VIII.ᵃ   pag:167.

Explication
des organes figurés sur cette planche.

Penchants.

1. Amativité.
2. Philogéniture.
3. Habitativité (concentrativité.)
4. Affectionivité (adhésivité.)
5. Combativité.
6. Destructivité.
7. Secrétivité.
8. Acquisivité.
9. Constructivité.

Sentiments.

10. Estime de soi.
11. Approbativité.
12. Circonspection.
13. Bienveillance.
14. Vénération.
15. Fermeté.
16. Conscienciosité.
17. Espérance.
18. Merveilosité.
19. Idéalité.

20. Gaité ou esprit de saillie.
21. Imitation.

Facultés perceptives.

22. Individualité.
23. Configuration.
24. Étendue.
25. Pesanteur, résistance (tactilité)
26. Coloris.
27. Localité.
28. Calcul.
29. Ordre.
30. Éventualité.
31. Temps.
32. Tons.
33. Langage.

Facultés réflectives.

34. Comparaison.
35. Causalité.

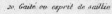

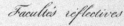

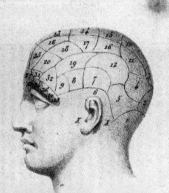

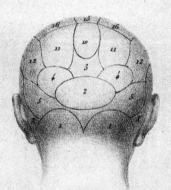

N.B. En avant et en arrière de l'oreille, on voit deux IX dont le premier correspond à l'alimentivité, et le second à l'amour de la vie, organes douteux.

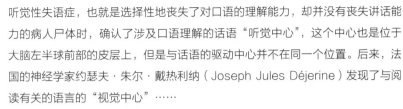

听觉性失语症，也就是选择性地丧失了对口语的理解能力，却并没有丧失讲话能力的病人尸体时，确认了涉及口语理解的话语"听觉中心"，这个中心也是位于大脑左半球前部的皮层上，但是与话语的驱动中心并不在同一个位置。后来，法国的神经学家约瑟夫·朱尔·戴热利纳（Joseph Jules Déjerine）发现了与阅读有关的语言的"视觉中心"……

在这期间，英国的约翰·雅克森（John Jackson）和法国的让－马丁·夏尔果（Jean-Martin Charcot）通过解剖病人的尸体研究发现，大脑皮层上有一些驱动中心、驱动区域，与身体不同部位的有意识运动有关。夏尔果对癔症的研究更为著名的是，对癔症发作时病人的介绍，年轻时的弗洛伊德曾听过他的课，并对此留下了深刻印象。

在大脑的某些很小的区域，在驱动皮层当中，似乎不仅有对应于话语和语言理解的区域，还有一些特殊的对应于身体的区域：难道在大脑的表面，有一张对应全身所有部位的驱动图，与各个部分相连，并驱使这些部分运动？

雅克森和夏尔果开始勾画这张驱动图的轮廓。德国的古斯塔夫·弗里兹（Gustav Fritsch）和艾德华·希齐格（Eduard Hitzig）、英国的戴卫·费里耶（David Ferrier）——以及 20 世纪前半叶的查理·谢灵顿（Charles Sherrington）——制定了各种动物大脑驱动区域的更加详细的图。到了 20 世纪中期，神经外科医生瓦尔德·庞菲尔德（Wilder Penfield）又以十分准确的方式发现和描画了感觉图，后来又画出了人的大脑表层驱动图，人体的模型图……

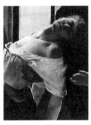

这场大脑功能定位的革命，以两种互相补充的方式完成。一方面，19 世纪前半叶的医生们在各种不同形式的神经创伤研究和分类当中取得发展——半身瘫痪（偏瘫），各种不同形式的失语症，各种形式的能力缺乏症（无法辨识物体，也就是"无辨觉能症"），各种形式的无痉挛癫痫症，帕金森氏症，多发性硬化等，其中包括詹姆士·帕金森，尤其是 19 世纪后半叶一些医生所取得的进展，比如法国的夏尔果和约瑟夫·巴宾斯基（Joseph Babinski），英国的约翰·雅克森，德国的维尔赫尔姆·亨利奇·艾尔伯（Wilhelm Heinrich Erb）等。另一方面，人们后来称之为临床解剖方法——通过发现与症状结合在一起的身体损伤而寻找病因——的发展，使得神经学发生了翻天覆地的变化。这种方法的出现属于 19 世纪前半叶一些伟大的生理学家实现的现代实验生理学革命的一部分，这些伟大的生理学家包括法国的克洛德·贝尔纳（Claude Bernard），德国的卡尔·路德维克（Carles Ludwig）和艾米尔·迪布瓦－雷蒙（Emil Du Bois-Reymond）等。

就这样，在 19 世纪末，由于临床医学和生理学的发展，"整体的"大脑的观念被另一种观念所取代，新的观念简单化地认为，大脑是分成区域的，是"模块化的"，由不连续的子单位组成。而且人们普遍接受了一种想法，那就是某些

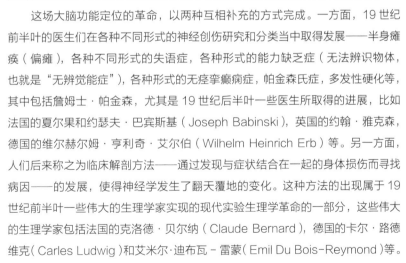

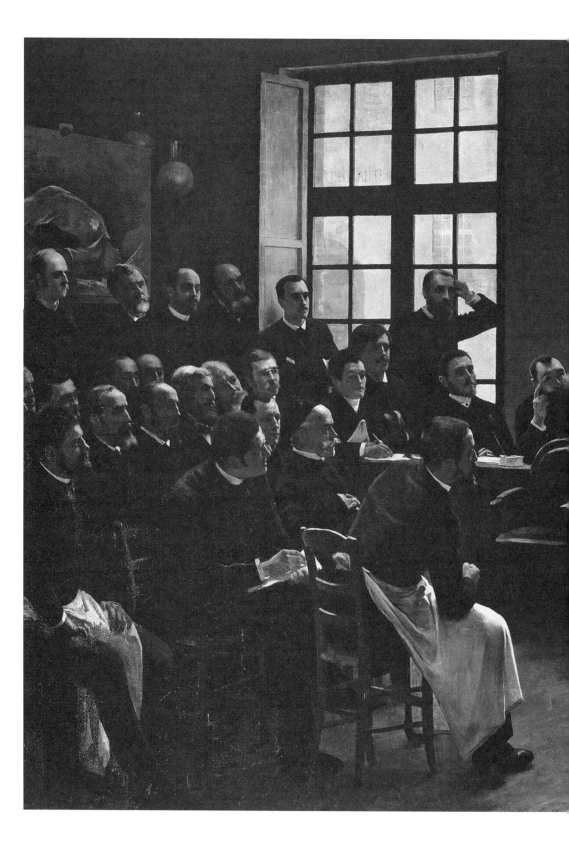

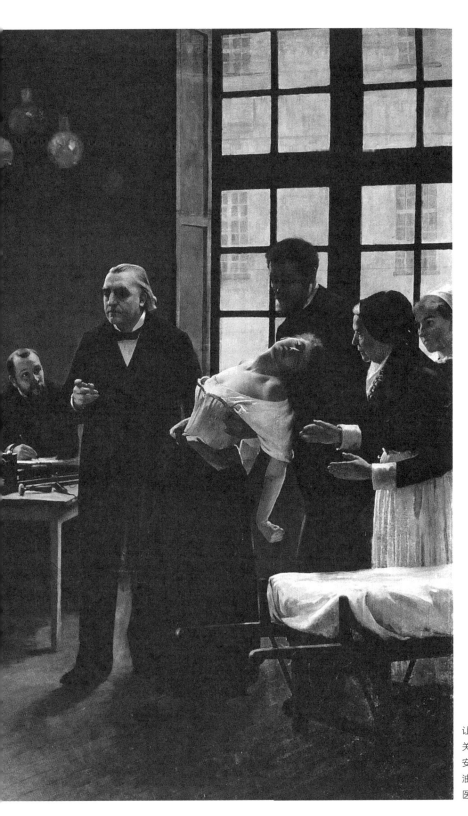

让 – 马丁 · 夏尔果
关于癔症的课，局部
安德烈 · 布鲁耶
油画
医学历史博物馆

特别的精神活动对应于大脑的某些特别区域。

　　同一时期，在基础科学水平上也发生了类似的争论，这种争论与对疾病的研究无关，所涉及的问题却是一样的。在神经信号的产生和传播当中，大脑最基本的组成部分是什么？这些神经信号是什么性质的？它们是如何传播的？一个世纪之前，在 18 世纪末期，卢伊吉·加尔瓦尼（Luigi Galvani）医生第一次指出"动物电"在神经中穿行，且可引发肌肉的收缩。于是电成了肉体和精神之间，身体和大脑之间的联系，而且正是电"导致"了身体的运动。1816 年，年轻的玛丽·雪莱（Mary Shelley）写了一本小说，题为《弗朗肯斯坦》，又名《现代的普罗米修斯》，说的是一个人间的造物者利用科学制造了一个人，让死去的人死而复生。故事中，作者正是让电使怪物的身体"重获新生"的能力。

　　近半个世纪之后，到了 1862 年，与夏尔果一起在法国巴黎萨尔佩里耶医院（Salpêtrière）一起工作的医生吉约姆·杜谢纳（Guillaume Duchenne）在医院给人实施"电疗"——一种建立在电刺激基础上的治疗方法——并发表了题为《人的面部表情或者情绪机制的电生理分析》的作品。他在作品中说，大部分面部表情都表现了人的情绪，恐惧、惊异、悲痛等等，而这些表情可以通过用电刺激人脸部的某些肌肉引起。达尔文也对人类的情绪及情绪的表达感兴趣，因此也对人的情绪和动物的情绪之间的联系感兴趣；达尔文对杜谢纳的某些研究成果发表了评论，并在十年之后发表的《人和动物的情绪表达》中采用了杜谢纳的某些图片。

　　让我们可以在脸上表达情绪的电流在神经中的移动速度是多少呢？

　　从我们身体的表面积和体积来看，这一速度应该是很快的。但是如果和闪电的移动速度相比，那就显得很慢了——光速是每秒三十万公里；甚至和雷声的速度相比，也显得很慢，因为声速是每秒三百米。德国的生理学家赫尔曼·冯·亥姆霍兹（Hermann von Helmholtz）测量了神经冲动的传播速度为每秒几十米。但是，这个神经网络是由什么组成的呢？有电脉冲在这个网络上流通，有的脉冲导致了我们的运动，有的则导致产生了我们的感觉。我们的大脑在最基本的层次上是由什么组成的呢？

《人的面部表情机制或者情绪的电生理分析》中的插图
吉约姆·本杰明·杜谢纳
巴伊埃尔，巴黎
1876 年
巴黎大学医学和牙科学联合图书馆

FIG. 7

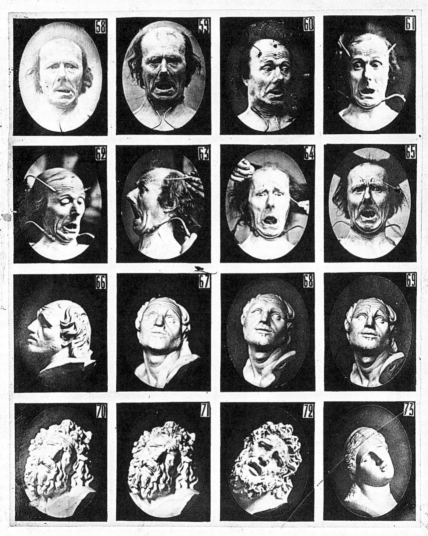

DUCHENNE (de Boulogne), phot.

PUBLIÉ PAR J.-B. BAILLIÈRE ET FILS.

天才与病态之间：忧郁症

伊万·布洛哈尔

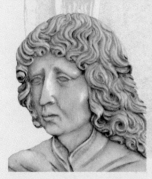

一个忧郁症患者的半身像
象牙雕刻
德国，17 世纪
私人收藏

希波克拉底在其《格言集》中说："恐惧和愁闷持续的时间长了，便会成为忧郁。"今天我们把忧郁看成是一种消沉的情绪，在古代是指四种体液之一——黑胆汁，是一种由脾脏产生的体液，人们深信这种体液可以导致深深的忧愁。亚里士多德认为，忧愁会导致患有忧郁症的人过分地"听凭自己的想象"，想象中既包含有危险，又会对人造成诱惑，这就有可能既使忧郁成为一种疾病，也可使忧郁的人成为天才。

中世纪的医生认为，忧郁是一种病理现象，既表现为心灵的痛苦，又表现为身体的痛苦；当时人们将忧郁与魔鬼，与人会遇到的最可怕的灾难联系在一起。

雅克·戴帕（Jacques Despars）说："一般的老百姓和某些神学家都一致认为，患忧郁症的人是魔鬼附身者，病人常常自己也相信这一点，也这么说。"

人们一般认为，患忧郁症的人会有木腿或者其他的拐杖，这是因为他们与土星有亲缘关系；星相学家认为土星"是宇宙的最低点，会对人产生最不利的作用"。因此，中世纪人们常常把乞丐、残疾人、各种各样的边缘人都说成是忧郁症患者。9 世纪的阿布·马夏尔（Abu Ma'Shar）也阐述过类似观念。他认为，"土星主宰一切自我破坏以及一切产生黑暗的东西"。

文艺复兴以及人道主义的昌盛，

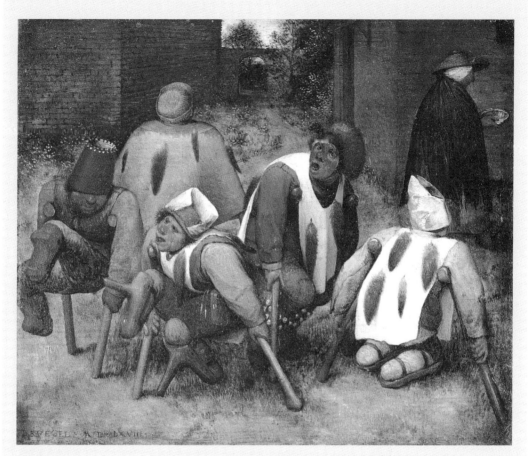

《乞丐》，1568 年
皮特·布雷哲尔
油画
巴黎，卢浮宫博物馆

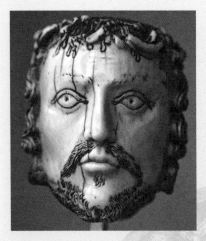
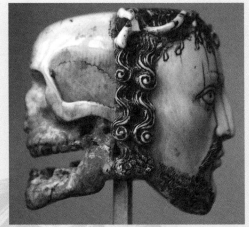

使亚里士多德传统再一次回归。而亚里士多德是将忧郁和天才联系在一起的。除了造成忧郁病理的所有痛苦的黑胆汁之外，内特斯海姆的阿格里帕（Agrippa de Nettercheim）还提出了一种作为创造性源泉的白胆汁。只有当灵魂从肉体中解放出来的时候，哲学思辨才是可能的。意大利人马西尔·费辛（Marcile Ficin）也持这种立场，用柏拉图著名的格言说："讨论哲学，那就是学习如何死亡。"

文艺复兴时期的人绕过了中世纪疾病的概念，利用了土星两面性的说法，因为土星也是"最高的行星"，可以使黑色胆汁提升灵魂，一直到能够"理解最为高尚的事物"。

很多人出于虚荣，声称自己患了"神圣的病"，在整个 16 世纪，这种风气越来越盛行。蒙田便揭露说，忧郁症的愁苦是"愚蠢而丑陋的装饰"。

尽管有人提出异议，但是"忧郁"仍然极具吸引力，表现在当时有很多

象牙的、骨的、铁的忧郁饰物；这是一种表示虔诚的物件，而不是在最早的书房里摆放的新奇器物，而在书房里摆放新奇的小东西，在当时是很时髦的。

到了 17 世纪，人们将忧郁和想象区分开来，忧郁被认为是一种"需要根除的病"。人们第一次更愿意观察这种病的后果——一些复杂而很难治疗的病痛——而不是其原因。有些人像托马斯·维利（Thomas Willis）一样，对"体液说"提出了质疑，因为他们注意到，忧郁的病理表现为疯狂和消沉的交替出现。"在心灵所有的疾患当中，我认为怪诞的想象能够对精神造成最为严重的破坏。"

忧郁症已经走下了神坛，但它的影响还是随处可见，在社会上可谓举足轻重，人们毫不犹豫地在橱窗里展示阴森可怖的骷髅，有时候那简直就是超现实主义的作品，比如人的头骨、骨架，甚至胎儿，故意用物质的形式

死亡的象征
象牙雕刻，法国
17 世纪
巴黎医学历史博物馆

表达疾病的最终结果——死亡。

18世纪，忧郁和想象之间本来已经存在的鸿沟进一步加深。虽然这时的忧郁症与17世纪的不无传承关系，但这时它的形象却更加平和，是一种"温柔的忧郁"，狄德罗对此也有回应："她很乐意沉浸在思索当中，通过这种心灵能力的动员，让她含情脉脉地感觉到自己的存在，同时又不至沉湎于压力产生的惶惑。"忧郁表达的是限制，而不是超越，仍然象征着很多世俗之人、知识、权利的虚荣，会引人产生十分精美的联想，在形象上却变得和缓得多。于是，忧郁呈现为一种思考的形式，是简单的，是形而上学的；思考中，人的骷髅头成了一面镜子，反照出的不是此时此刻的我，而是未来的我，而未来通过用形象表现死亡，掩饰了肉体完全朽败的意念。

康德之后，浪漫派诗人们强调感觉、激情，更甚于强调理性，经常以神话的世界为参照，再一次直接传承了古老的忧郁情绪。想象又一次得到突显，但是对于他们来说，在内省的背景之下的想象，引导着他们离现实的世界渐行渐远，舍弃现实的世界，同时他们感到一种不可遏制的需求，那就是孤独，于是孤独成了一种"世纪病"，波德莱尔的消沉只不过是这种病的表现而已。

夏多勃里昂（Chateaubrilland）1802年在《基督教的本质》中说："我们以充实的心栖居在空虚的世界上，还没有触及世间的一草一木，便对整个天下都感到失望了。"

忧郁便这样被纳入了精神的前景

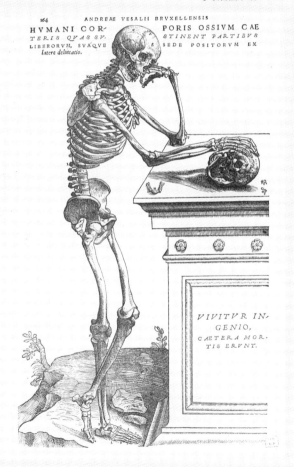

《七卷本人体结构》
当中思考的骷髅
安德烈·维萨尔
巴塞尔，约阿拿·
奥波利纽斯
1543年
巴黎大学医学和牙科
学联合图书馆

当中。艾琳娜·普里让（Hélène Prigent）认为，"它所指的无法实现的理想不仅仅与大自然这个无限而神圣的空间有关，也与时间联系在一起，而时间也是无限的，时间会让人丧失一切幻想。"无法企及的理想可以将有些人引向疯狂。

其后来，超现实主义者如安德烈·纪德（André Gide）、保尔·克洛戴尔（Paul Claudel）谴责忧郁，把忧郁说成是一种"需要规避的危险"，说它"有害于想象"，它把人禁闭在孤独之中，就像曼奇（Munch）的《忧郁》中所描写的一样，使人陷入无法克制的厌烦。然而，正是这种厌烦，作为"忧郁的基本特征"，才能使人衡量他是什么和他可以是什么、他应该是什么之间的距离。因此，对于人来说，厌烦可以变成创造的源泉，变成人的作品，成为一种手段，以填补使人感到压抑的空白。

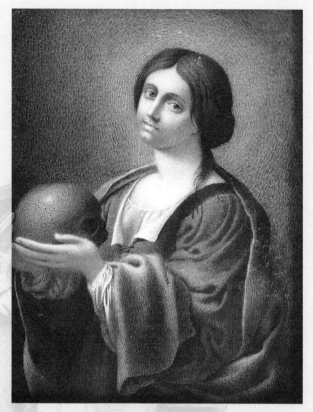

虚荣
象牙画
法国，18 世纪
私人收藏

《临床医学图集》中的"忧郁"
拜伦·布拉姆韦尔
温堡，1892 年
巴黎大学医学和牙科学联合图书馆

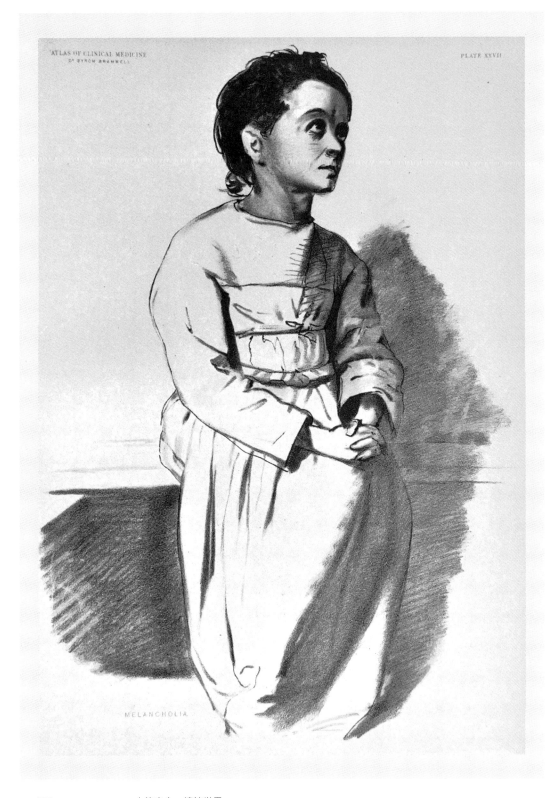

19 世纪中期生物学发生的两场伟大的革命：
生命体的进化论和生命体的分子理论

在 19 世纪中期，生命科学经历了两场革命，以不同的方式对一般意义上的生物学和医学，尤其是对神经学和神经生物学产生了重大影响。这两场革命当中最伟大的是现代生命体进化理论。

1859 年，达尔文发表了《物种起源》，他提出，地球上出现的最美、最神奇、具有无限多样性的生命形式——地球上所出现的，大部分已经消失了的无数的生物——都是从相同的根源产生和发展起来的。这一理论形成了一个概念的框架，整个生物学都是在这个框架当中一直发展到今天的。进化论也是一个解释性的框架，与生命体有关的所有发现都将在这一框架之内得到阐释，从组成生命体的看不见的分子世界，一直到大的生态网络，无一例外。

《物种起源》发表十二年之后，达尔文又发表了《人类起源》，而后又发表了《人和动物的情绪表达》。在这两本作品当中，达尔文揭示在我们一般称之为"人的特点"，也就是我们的智力和离我们或远或近的某些动物的智力之间，都有哪些相似之处。达尔文的思想促使人们放弃了"动物是一架机器"的观念，展开了动物研究，以探索大脑机制在我们的精神生活和行为中的作用。

当代神经科学的突破不仅得益于对我们的近亲——猴子，包括黑猩猩和倭黑猩猩——和很多非人类的灵长类动物的研究，也得益于对其他哺乳动物——海豚、小鼠、老鼠等——的探索，以及对各种不同鸟类的研究——松鸦、小嘴乌鸦、喜鹊——也包括对一些亲缘关系与我们远得多的动物的研究，比如醋蝇、果蝇，或者海兔等等，使得近二十年来在记忆的理解领域实现了根本性的突破。研究的对象还包括透明的小虫子"秀丽隐杆线虫"——其身体由不到一千个细胞组成，通过对这种虫子胚胎发育的研究，我们对细胞的死亡有了根本性的发现，这一机制在我们的大脑形成过程中起着关键性的作用，对破坏大脑的疾病也有着关键性的作用。达尔文主张人是进化来的，生命世界有连续性的亲缘关系；在进化论发表之前二十年，有人提出了另一种全新的理论。这种理论也涉及生命体的普遍性，但是这一理论是在不同的层次上，在更加根本性的层次上提出的。根据这种理论，所有的生物都是由相同的基本和普遍单元组成的：所有的动物和所有的植物都是由细胞组成的，好比用一样的"点"组成了不一样的"风景画"一样。

英国一个伟大的科学家罗伯特·胡克（Robert Hooke）于 17 世纪中期用最初的显微镜观察到这些基本组成部分的存在，最先对某些生物做出了描述。胡克用显微镜观察软木时发现了生物的基本组成部分，由于一个个的单元很像隐修院里修士们的单身宿舍，故以 cellules（隐修院里的单身宿舍，细胞）来命名。

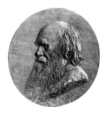

达尔文的半身像
雕刻
巴黎大学医学和牙科
学联合图书馆

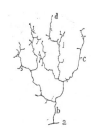

脊髓前系带侧动脉神经的树形结构，高尔基法

《人和脊椎动物神经系统组织学》

雷蒙·卡厚尔

马卢万，巴黎

1909 年

巴黎大学医学和牙科学联合图书馆

对这一发现做出贡献的，还有荷兰列文虎克。

一百五十年之后，精密显微镜的发展在生命体"细胞理论"的形成当中起到了重要作用。两名德国科学家马梯亚·施来登（Mathias Schleiden）和索多·施旺（Theodor Schwann）于 1840 年提出"细胞理论"：不仅所有的生命体都是由细胞组成的，而且"每个细胞都产生于另一个细胞"，魏尔啸（Virchow）医生后来说。生命体的系谱就是细胞的系谱。而且这一革命比达尔文的革命从更加深刻的程度上迅速影响了神经生理学的发展。

大脑是由连续的细胞网组成的整体，还是"点状"的不连续体？

"细胞理论"的提出最初引发了一个疑问：大脑——这个如此特殊的器官，我们的思想、回忆和梦的栖息之所——能和我们身体的其他部分一样吗？

这个问题不仅是思辨性的：人的大脑和动物的大脑一样，是唯一不能通过染色来标识其结构的器官。而在组织切片上，通过染色，可以揭示我们的身体以及所有动物和所有植物身体的组织结构。大脑是不是"细胞理论"的一个例外呢？这一争议持续了三十多年。

后来，意大利的卡米奥·高尔基（Camillo Golgi）发现了以银为基础的新的染色法，终于可以十分精细地揭示大脑细胞的结构了。大脑细胞的结构是由多个细胞组成的，而每个细胞又都有粗细不一的延长部分与其他的细胞连在一起。

在西班牙，雷蒙·卡厚尔（Ramony Cajal）绘制了大脑不同区域细胞的极其精致的图，以及细胞的延长部分，也就是神经细胞的轴突和树突。

由此可以看出，大脑的确是由和身体其他部分一样的元素——细胞——组成的。但是，高尔基和卡厚尔的认识仍有相左之处。

高尔基认为，所有的大脑细胞都处在一个巨大而连续的网络当中，网络没有间断，没有边界：神经冲动以总体的方式在这张网上游走。因此，在其最为根本性的结构层次上，大脑也被认为是连续的，是一个"整体"。相反，卡厚尔则认为，每个细胞与其他细胞都有分别，每个细胞的延伸部分和相邻的细胞之间，都有一个小小的空间。

因此，在最为根本性的层次上，也就是在组成大脑的细胞的层次上，人们认为大脑是间断的，是"模块化的"，是"点状结构的"，不仅由十几个不同的解剖区域组成，而且也是由数十亿、数千亿不同的、相互之间有分别的细胞组成的。两种看法当中，哪一种更符合事实呢？德国人约尔赫尔姆·冯·瓦尔德耶（Wilhelm von Waldeyer）于 1891 年认为卡厚尔是对的，他说，神经细胞——神经元——是大脑和整个神经系统的功能单元。

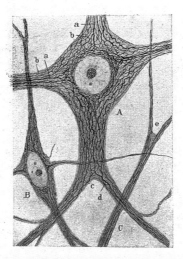

Fig. 103. — Dos células de la médula espinal del conejo de pocos días. Adviértanse en *a* y *b* indiscutibles ramificaciones de los filamentos intraprotoplásmicos y legítimas disposiciones en red. (Método del nitrato de plata reducido.)

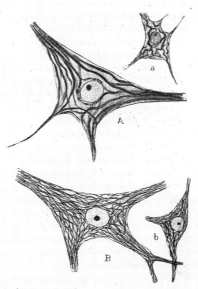

Fig. 104. — Figuras semiesquemáticas destinadas a mostrar el efecto de la invernación en las neurofibrillas de los reptiles (médula espinal). — A, neurona motriz tomada del lagarto entorpecido por el frío; B, la misma célula después de la excitación provocada por el calor. (Preparaciones de Tello, efectuadas con el método del nitrato de plata reducido.)

数千万亿的连接：非连续性和可能领域的开放

几年之后，查理·斯科特·谢灵顿（Charles Scott Sherrington）提出"突触"的概念：两个神经细胞之间有一个小小的空间，即突触，将两个细胞既分开，又连接在一起；正是这个小小的空间，决定了流经一个神经细胞的神经冲动是继续向前流动还是中断。神经冲动以电流的形式，在一个神经细胞及其延长部传播。但是，在突触里，传播神经冲动的，不是电流，而是化学分子的释放，也就是神经冲动的传送媒介。

神经生物学不仅仅建立在细胞和电的基础之上，也建立在化学的基础之上：神经生物学成了分子科学。后来将证明，突触神经冲动的传送媒介释放类型不同，神经突触可以具有激励作用，也可以具有抑制作用。具有激励性的神经突触导致目标细胞的激励，目标细胞将传播神经冲动。抑制性的神经突触不仅不能在目标细胞中传播神经冲动，而且这个细胞在一定的时期之内，也不能被其他邻近的细胞所激励。

因此，神经冲动在细胞网络中流通时，在某些地方被中断，改变流动的方向或者改变其他细胞网络对其他神经冲动的反应能力……

一个成人的大脑大约是由一千亿个神经细胞组成的，每个神经细胞都通过其延长部——轴突和树突——与数千个其他的细胞相联系，这数千个细胞大多数是神经细胞。所有这些连接点形成了一个巨大的、具有互联可能性的网络：由数千万亿个神经突触形成的网络。

正是每个神经细胞之间的非连续性，这些无数的开关，无数像火车编组站一样的岔路口，使我们的大脑以巨大的变化的可能性为基础，实现了极其复杂的自我组织。

基于 19 世纪末期的研究，现代的神经科学才发展起来。在 20 世纪前半叶，人们发现了荷尔蒙——包括性荷尔蒙、生长荷尔蒙、焦虑荷尔蒙等。荷尔蒙远距离地作用于身体和大脑；荷尔蒙在身体不同器官的生产，是由大脑底部一个小小的区域——下丘脑——产生的荷尔蒙调节的。荷尔蒙的发现是我们对大脑的认识发展的几个阶段中的一个，使我们渐渐认识到，大脑的运行具有总体上的调节。不过，与此同时也发生过一些性质不同的革命：治疗的革命。

麻醉和复苏的革命

从 19 世纪中期开始，一场新的革命出现了：那就是人们发现并在医学上使用能够选择性地改变神经系统和大脑运行的药物。

外科手术始于数千年前。手术会产生可怕的疼痛，而疼痛有可能导致死亡。医生必须把手术做得尽可能快。一个外科医生的好与坏不仅在于他的手法，还在于他的速度。

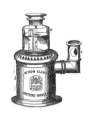

助产麻醉器械部件图
《柳叶刀》1896 年
艾利
巴黎大学医学和牙科学联合图书馆

我们知道鸦片、大麻、乙醚有催眠的作用，能够减轻疼痛的意识，但古代，外科医生并没有使用这些药物。有人发现长时间捆扎止血带，可以导致手臂麻木，但奇怪的是，古代截肢手术中也没有使用这一方法。在 18 世纪末期，约瑟夫·普利斯特勒（Joseph Priestley）发现了能让人发笑的气体，氧化亚氮，并提到了这种气体的麻醉效果，但是在此后七十年的时间里，它也没有被应用在外科手术当中。那时，外科医生使用的唯一能减轻局部疼痛的方法，就是冷敷。

1842 年，美国的佐治亚州实施了第一例通过吸入乙醚、经全身麻醉之后的外科手术。在此后的五年，美国人和英国人采用三种不同的药物实行全身麻醉的外科手术：乙醚、氧化亚氮、三氯甲烷。疼痛终于可被人们人为控制了。

但是，随着复苏的发现导致的革命，医学所改变的，不仅仅是意识的状态，而是死亡的观念了……

所谓"复苏"（ré-animation），从文字上说就是重新恢复生命，英文是"resuscitation"，相当于法文的"résurrection"，都是"复活"、"死而复生"的意思。治疗成功很快便让人们认为，医学并不是让死人"复活"，心跳和呼吸的停止，并非死亡的真正定义。在 20 世纪的后半叶，死亡的定义发生了变化：虽然医学可以将一个人的身体维持在生命状态，但是脑死亡，也就是说，如果可以检测到的脑的活动不可逆转地停止了，也就意味着这个人死亡了。因此，大脑是否存活，成为医学上确立生与死的新标准。

医学上的突破导致对生命的定义，或对死亡的定义，涉及我们内心最为隐秘、最具人性、最独一无二的领域，那就是我们的内心生命，我们的内心世界……今天的医学认为，在我们的内心活跃着的这个内心世界，形成了我们的生命；以更加简单的方式说，正好比人类自古以来便认为的那样，我们的生命，就是我们的心跳，就是我们的气息……

《撕裂的感觉细胞》《人的交感神经系统细胞》《带有长短树突的混合类型》《人的交感神经系统袋状或者彗星状细胞》《生活回忆录》
雷蒙·卡厚尔
马德里，1923 年
巴黎大学医学和牙科学联合图书馆

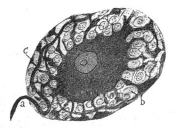

Fig. 114. — Células sensitivas *desgarradas.* — *a*, axon; *b*, elementos satélites; *c*, apéndices cortos.

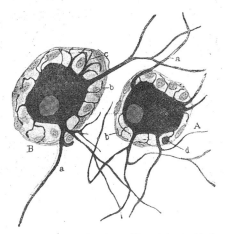

Fig. 115. — Células del gran simpático del hombre. — Tipo mixto provisto de cortas y largas dendritas. *a*, axon; *c*, *b*, dendritas cortas.

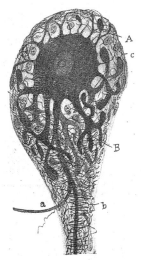

Fig. 116. — Célula de tipo en zurrón o cometa del gran simpático humano.

人的内心：精神世界

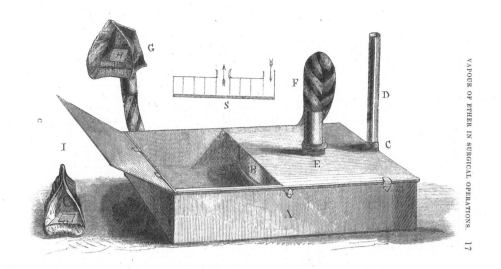

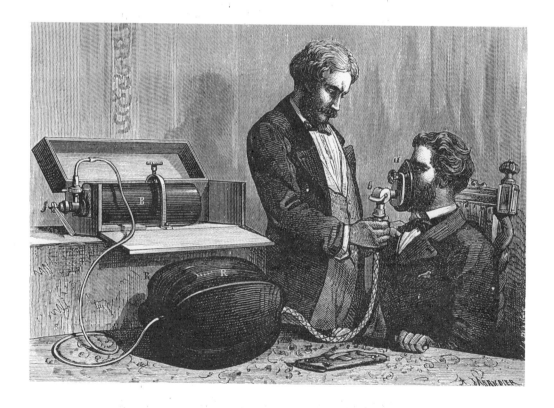

神经系统和大脑的药品革命

全身麻醉被运用在外科手术，之后人们又逐渐发现了一系列能够减轻或者消除疼痛、却又不影响人的意识和警觉状态的药物。

19 世纪末，局部麻醉开始使用。一系列重要的发现和创新逐渐导致了像我们今天这样安全和准确的麻醉，不仅是全身麻醉，也包括区域性的麻醉，比如硬膜外麻醉和局部麻醉。克服疼痛是 19 世纪药理学的伟大冒险之一。这场冒险是逐渐推进的，不是因为发现不了新的药物，而是文化原因决定了药物的使用。因为痛苦——常常是别人的痛苦——被认为是有道德价值的。比如，在分娩中使用硬膜外区域性麻醉便在一段时间里受到阻碍，因为人们担心这会违反圣经中规定的惩罚："你要在痛苦中生下孩子。"因为在某些情况之下，痛苦——别人的痛苦——是被漠视的，被认为是无所谓，被遗忘，或者让人无动于衷。

只是到了近代，对早产儿实施复苏时，考虑并预防疼痛才成为一条规则。四十年以来，才出现了姑息治疗的运动，这场运动先出现在英国；十多年来，法律规定法国人都有权利在临终前享受姑息治疗，但是大部分人在临终前精神和肉体的痛苦得不到缓解，也享受不到人道主义的陪伴。只是到了最近，对于处在无意识的昏迷和植物人状态的病人，预防痛苦才成为必要的措施。

人们还发现了很多镇痛药剂，能够消除人的痛苦，减轻剧烈的疼痛感和慢性的痛楚却又不影响感觉。

不过，这场药物的革命远远超出了治疗疼痛的边界。治疗疼痛的方法有很多，我们只能列举其中的几个。

比如用来治疗帕金森氏症的左旋多巴。帕金森氏症是一种神经变性病，表现为病人肢体的颤抖和不正常运动，原因是大脑内部一个小小区域——中央灰质核——的神经细胞逐渐消失、死亡。而这些神经细胞本应分泌多巴胺，一种神经冲动传送媒介的，这种媒介的逐渐减少导致了帕金森氏症的出现。

人的大脑有个入口，是由在我们身体的血管里流动的很多细胞和分子组成的，在入口处，大脑受到"脑屏障"的保护，脑屏障是由大脑周边一些特殊的血管组成的，这些血管的作用就像一个过滤器。当多巴胺作为药物口服时，无法跨过大脑屏障，因此也就无法进入大脑。相反，左旋多巴胺是一种特殊形式的多巴胺，能够跨过这道屏障，并因此能够在大脑里弥补多巴胺的缺失。再比如，人们还发现了抗抑郁药，可以治疗抑郁引起的痛苦、伤感。抗抑郁药物是作用于另外一种基本的神经冲动传送媒介——5—羟基色胺，药物的机理不是要把这种媒介引入体内，而是在局部提高可用的 5—羟基色胺数量，同

人的内心：精神世界

时避免让它失效。有一些药物可以在极度的兴奋和强烈的欣喜感，以及随之而来的深深的消沉之间起到平衡的作用，也就是治疗人们常说的两极综合征。人们还发现了一系列作用于精神的药物，减轻以突发谵妄、幻觉为特征的精神疾病的症状。

还有一些全新的治疗方法，这些方法不使用药物，而是采用其他的手段。

大脑内植入和深层电刺激

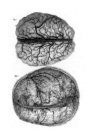

《人体描述性解剖手册》中大脑的顶面，一个儿童头顶的颅盖，上面覆有硬脑脊膜
克洛盖
小贝谢巴黎
安斯林
巴黎大学医学和牙科学联合图书馆

在生命体演变的过程中，人类大脑表层之下的大脑皮质发育比较晚，我们的语言控制区域就处在大脑皮质当中。我们的情绪、情感生活以及身体运行和精神生活的一系列自动的活动、无意识活动中，大脑皮质结构起着重要的作用。

在消除大脑损伤的神经外科手术当中，神经外科医生首先要用一个电极刺激神经细胞，以核实与损伤相邻的区域是否与人体基本的功能有关。1983年，法国神经外科医生阿利姆－路易·贝纳比德（A lim-Louis Benabid）在格雷诺布尔为一个患有无意识运动异常的病人做手术之前，发现用电极刺激大脑一个深层区域，也就是丘脑，能使病人的异常运动立刻停止。

他决定使这一发现成为治疗的手段。他在丘脑植入了一个电极刺激器，刺激器不停地在局部发出电流。为了安全，他把器械设计成能够从外部对参数进行修改，或者中止其运行，甚至病人自己就可以中止或者修改，而不用再次经过手术。这是一种可逆的疗法。刺激器从外部可调，如有副作用，运行随时可以中止。几年之后，贝纳比德发现，这种深度的大脑刺激可以治疗某些患了帕金森氏症，吃药又没有效果的人。深度电刺激产生了轰动的、令人吃惊的效果。

一方面，人们发现，这种疗法的效果只是一时的，如果电刺激停止，即使治疗了多年之后，病人的症状立刻会再次出现。尽管治疗非常有效，通常其效果不会随着时间的持续而减弱。另外，这种方法能够治疗帕金森氏症当中的很多病症。如强迫性紊乱，患了这种病的人（TOC患者）会不停地重复去做一些仪式性的动作，产生越来越严重的焦虑感。近年来，电刺激也用于治疗极为严重的、任何药物都无法奏效的抑郁症。

深度的电刺激是如何起作用的呢？以十分令人关注的方式、而且似乎与我们的直觉相反，电刺激似乎起到了抑制性的作用：这种治疗方法所消除的症状有可能是由于某些神经细胞网络的活动过度，以及／或者是由于其他神经细胞网络的抑制作用丧失而引发的。这些效果目前仍在研究的过程中。但是二十年以来，在法国发现的这种治疗方法表现出极大的有效性，并在全世界得到应用。

19 世纪期间又发生了一场革命。这场性质不同的革命不在于发现了新的医药治疗或者神经外科的方法，而是对精神痛苦、精神紊乱、"疯狂症"的看法发生的深刻变化。

精神病学的诞生

18 世纪末以来，一些医生——比如法国的菲利普·皮奈尔（Philippe Pinel）以及后来 19 世纪皮奈尔的学生让－艾田·艾斯基罗尔（Jean-Etienne Esquirol）和其他很多人——开始让那些"丧失了理智的人"、"疯子"走出监狱，解开束缚他们的锁链，并要求人们不要对他们说三道四，粗暴地对待，而是要在收容院里保护他们，为他们治病。

"丧失了理智的人"变成了"精神错乱患者"，"疯子"变成了"精神疾病患者"，给他们治病的医生则成了"精神病医生"——精神病学诞生了。这门学科力图识别一些特殊的疾患，将精神能力受到破坏的人和精神能力有保障的人分别开来，要为患病的、因病而痛苦的人考虑。

新生的精神病学和神经学之间的界限十分模糊。精神疾病和神经疾病之间有什么不同之处呢？在精神、理性、情感的疾患和大脑的疾患之间，有什么不一样呢？

19 世纪末期，弗洛伊德参加过夏尔果介绍歇斯底里病人的课，那场面令人震惊；他也听过夏尔果其他的一些课。后来，他回到维也纳继续研究歇斯底里，研究失语症。再后来，他制定了"科学心理学"的计划，打算将神经学和心理学的研究综合在一起。后来他放弃了这一计划，认为对大脑的生理和生物学研究还太不完整，所以他无法按照自己的方法进行综合性的研究。他继续研究和探索心理分析，而他的心理分析新颖之处就在于，最为关键的，不是对病人身体和行为的"客观"观察，而是观察和解释病人的主观话语内容，观察和解释病人的内心世界……

"我们"和"他人"之间的边界，或者"对人的误测"时代

在我们回顾 19 世纪时，既有一场在科学、文化和社会发展背景下的伟大的科学革命，但也有其阴暗的一面，蔑视"他人"——残疾人、穷人、外国人、殖民地的人民、有色人种的人、女人。

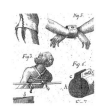

《论一般和特殊的疯狂症》
文森佐·奇亚卢吉
卡里利
佛罗伦萨，1793 年
巴黎大学医学和牙科学联合图书馆
文森佐·奇亚卢吉是生理学家、神经精神科医生和皮肤科医生，1759 年出生于恩波里，1820 年逝世于佛罗伦萨。他在1780 年取得博士学位之后，在佛罗伦萨圣博尼费斯医院当精神科医生，并创立了一个疯人院。他在佛罗伦萨医学院讲授精神病理学（1802 年）及皮肤病学，著有《论一般和特殊的疯狂症》（1793 年）、《皮肤疾病》（1799 年）。

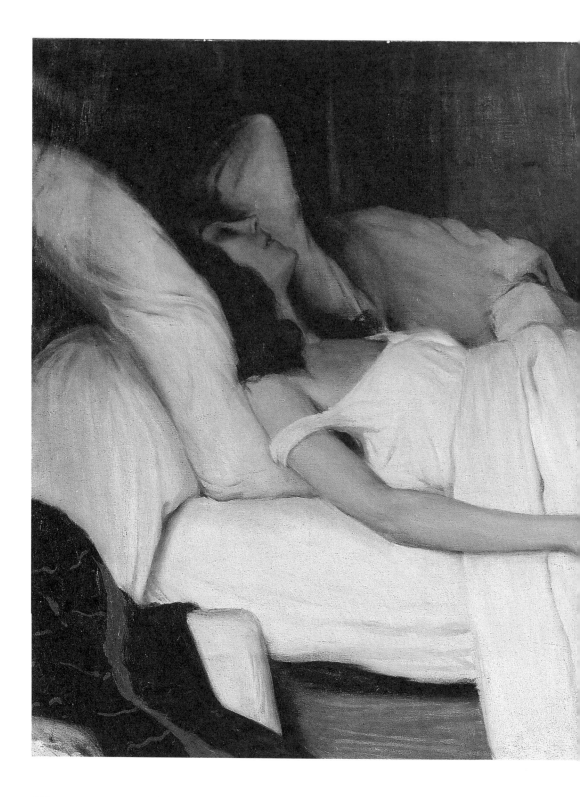

西医的故事

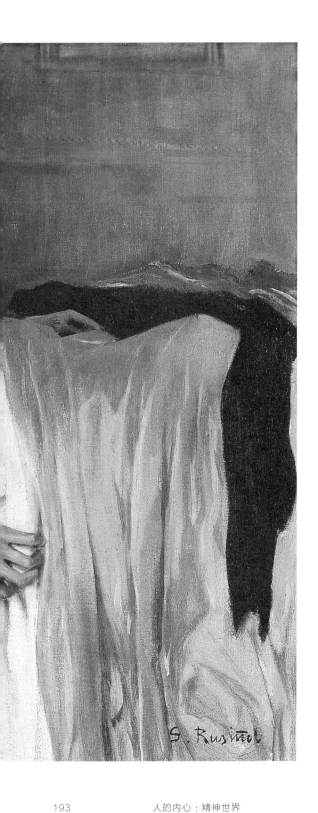

S. Rusinol

《吗啡》，1894 年
圣地亚哥·卢西尼奥尔
油画
锡切斯，高－费拉博物馆

在 19 世纪的欧洲，集市上常会展示一些丑陋的怪人，如英国的约瑟夫·梅里克：他患有一种遗传性的疾病，很可能是神经纤维瘤病，雷克林豪森氏症，得了这种病会长出很多良性的神经瘤，也许是别的病，如波塞冬综合征。波塞冬综合征以希腊神话中神的名字命名，波塞冬能够变成动物、树、水——这种病可以逐渐让人的身体和脸孔变形，一直到面目全非。数年间，梅里克在剧场供人观看，后来才被伦敦的医院收留，于 1890 年死在医院里。大卫·林奇受他的生平故事启发，摄制了一部非常感人的电影《象人》。这一时期公园里和剧场舞台上会展示"野人"，如萨阿吉·巴特曼——她出生在南非，被人称为"霍屯督的维纳斯"，她在整个欧洲被展示，后来被法国的博物学家研究；人们把她与各种不同的猴子进行比较。1815 年，她死在巴黎。她死后，"伟大"的解剖学家乔治·库维埃（George Cuvier）解剖了她的尸体，将她的身体做了模型，保留了她的骨架，并用福尔马林保存着她的大脑和生殖器官。库维埃对医学会报告说，"颅骨凹陷并狭小的人种注定了是一种永远低等的人种"。2002 年，她的骨架和器官才归还南非，在人们举行了仪式之后，她终于入土为安。阿布德拉蒂夫·克谢施（Abdellatif Kechiche）摄制了一部以她的生平为题材的电影《黑色的维纳斯》。

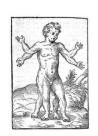

《神奇故事》当中四手四足的儿童
皮埃尔·博埃斯图奥
罗贝尔·勒曼尼埃
1566 年
巴黎大学医学和牙科学联合图书馆

从 19 世纪末到 20 世纪中叶，始终萦绕在人们脑海中的一种观念逐渐成形发展，那就是"科学地"测量人的遗传"品质"，20 世纪末伟大的进化论者斯蒂芬·吉·古尔德（Stephen Jay Gould）说，这是对"人的误测"，他的著作名为《对人的误测》。

在人体测量法、颅骨测量法、骨相学甚嚣尘上的时候，有人研究大脑的容量、重量和形状……很多为人所承认的科学家测量颅骨的大小和形状、各种不同骨骼的长度关系、脸部的特征，他们描画关于身体、智力、精神、社会等不同特征遗传的系谱树形图，测试人的智商，比较死人颅骨的内腔和大脑的重量。他们发表的各种文章充溢着数字，将研究对象量化、比较、分类、划等级，用赞美或者蔑视的话语表达结果。

在库维埃对萨阿吉·巴特曼的颅骨做"科学研究"的五十年后，刚刚发现了大脑话语区的布洛卡，发表了关于大脑容积比较研究的著作。他想确定在大脑的容积和人的聪明程度之间是否有联系。他是怎么做的呢？很简单，他写道，"我们选择了智力水平明显不等的人种来做大脑的比较研究"。在对"人种"进行探索时，作为大脑体积的标准，他考虑的不仅仅是颅骨内腔，开始时，他还使用前臂一根骨头和手臂骨头的长度比，因为这一比值猴子比人要大。当他的测量结果表明，欧洲人——"白"人——比黑皮肤的某些初级人和亚洲人更接近猴子时，他认为，这一结果是荒唐的，一定是选取的比较标准不对。因此，他改变了标准……

布洛卡与当时很多欧洲和美国的科学家一样，根据身体的比例来测量人的

《阿布鲁佐长胡子的女人》
1631 年
约塞·德·里布拉
油画
塔维拉医院
托雷多

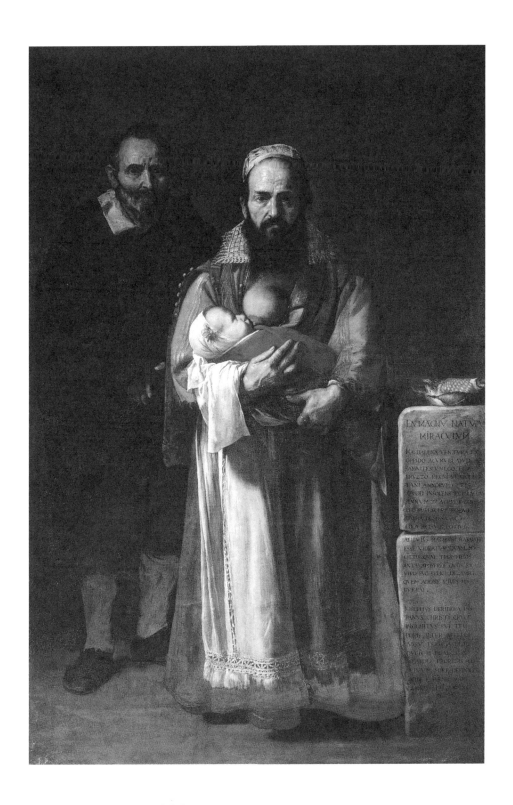

"精神品质"，但在测量之前，他们便已有答案了。在很长一个时期，偏见被当成显而易见的真理。1861 年，库维埃发表了关于大脑体积和形状的研究成果。他写道，平均来看，大脑的重量"男人比女人的重，杰出的人比平庸的人重，高等的人比低等的人重"。"黑人的大脑和我们的孩子的大脑差不多 [……]，也和我们的女人的大脑差不多"，德国生物学家卡尔·沃特（Carl Vogt）在 1864 年写道，"关于智力，黑人成年人与白人的儿童、妇女和老年人相似。"

这一种族主义的"科学"言论还持续传播了很长时间。在 1964 年，《大英百科全书》在讲到黑色人种的生物学特征时，还列举了卷曲的头发以及"与身高相比相对较小的大脑"。

这种蔑视也针对妇女。19 世纪末，有研究成果指出说，妇女的大脑重量比男人的轻，这"证实了"妇女的智力水平较低等，具有幼稚的特点，并因此以"科学"的方式说明，禁止妇女从事男性的职业，不允许她们有投票权是有根据的。布洛卡写道："我们不应该忘记的是，总体来看，妇女的聪明程度略微比男人差一些……"二十年之后，他的学生古斯塔夫·勒庞（Gustave Le Bon）写了一本令人尊敬的书《群众心理学》。在提到女人的智力时，他写道："在最为聪明的人种当中，比如巴黎的人种，很多女人的大脑从体积上与大猩猩的大脑更加接近，而不是与最为发达的男人的大脑更加接近。这种女人低男人一等的现象如此明显，不容置疑。可以讨论的，只是差别的程度而已。今天，所有研究过妇女的聪明程度的心理学家都承认，妇女是人类进化中最低等的形式，她们更接近儿童和野人，与成年的文明男人不能相比。"

就这样，在大量病态的"科学"研究当中，一种信念再次确立起来：白人"种族"高于其他"种族"，男人高于女人，特权社会成员高于其他阶层成员。20 世纪初，随着遗传学的发现（或者再发现），人们更加坚信高等种族在遗传学、生物学上的特点。这些"科学"研究预知问题的答案，只是企图通过越来越多、越来越准确的测量，证实古老的偏见，而这些偏见正是歧视、排斥、压迫的基础。达尔文逝世之后，这些"科学"研究以达尔文的名义，背叛达尔文的学说，在黑暗中越走越远。很多误入歧途的研究越来越荒唐、可怕，优生学只不过是其中之一：人们想用进化论证明荒唐的学说是真理。除了"社会达尔文主义"之外，又出现了"种族达尔文主义"，让自古以来便有的种族主义又有了"现代科学"的基础，一直到 20 世纪中期悲剧的发生。

第二次世界大战后，人们对现代生物医学进行了伦理上的思考；这种思考以"自由而知情的选择"为基础，以人本观念为准则，即知识应当为每个人服务，知识或研究，在运用时不能对人造成损害。然而，总是存在着某种诱惑，让我们把人简化，简化成我们能够测量到的、能够描写的及能够理解的东西。近来在基因测序或者影像方面所取得的不同寻常的突破，可以让我们从外部研究大脑的某些活动，从而使我们对自己、对他人的理解取得了重大进步，在医学减轻人的痛苦的可能性方面取得长足进展。然而随之也产生了一种风险，那就是把人，把人的感觉、回忆、思想、希望简化为我们能够观察到的大脑的运行状况。而实际上针对每一个个体而言，我们不可能测量、描写、理解他 / 她的一切，即使在给予帮助的时候。

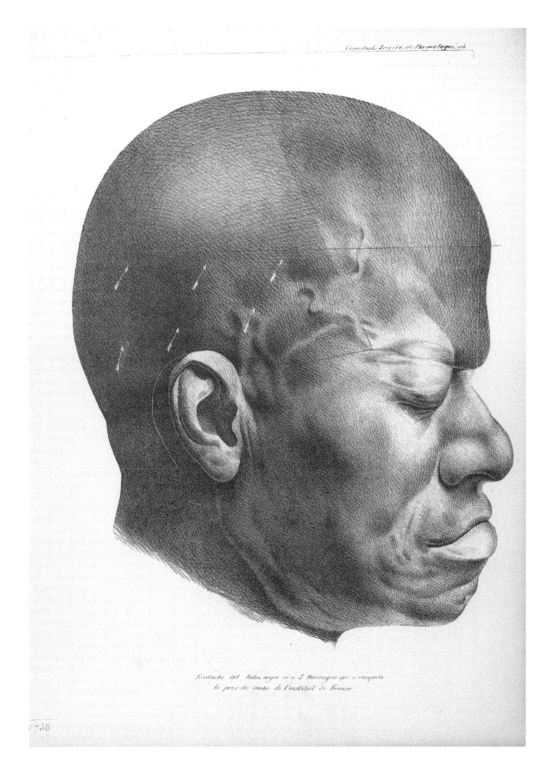

Eustache, dd. Beau nègre né à St Domingue qui a remporté
le prix de vertu de l'Institut de France

Pl. II.me   Traité de la Manie.

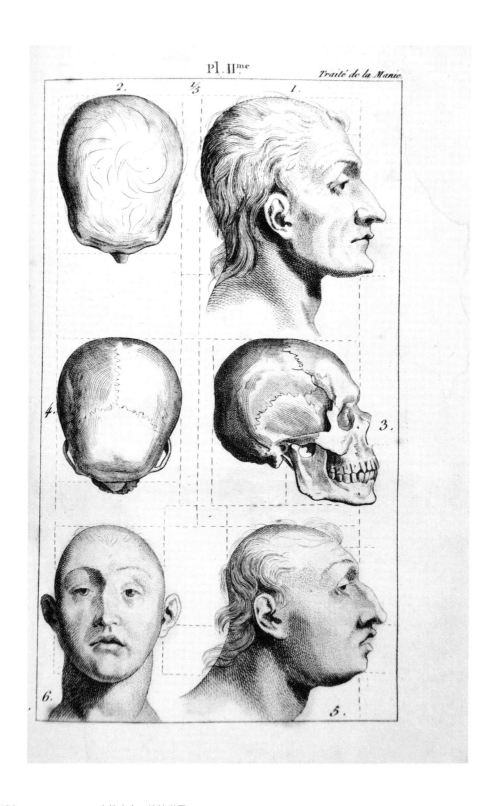

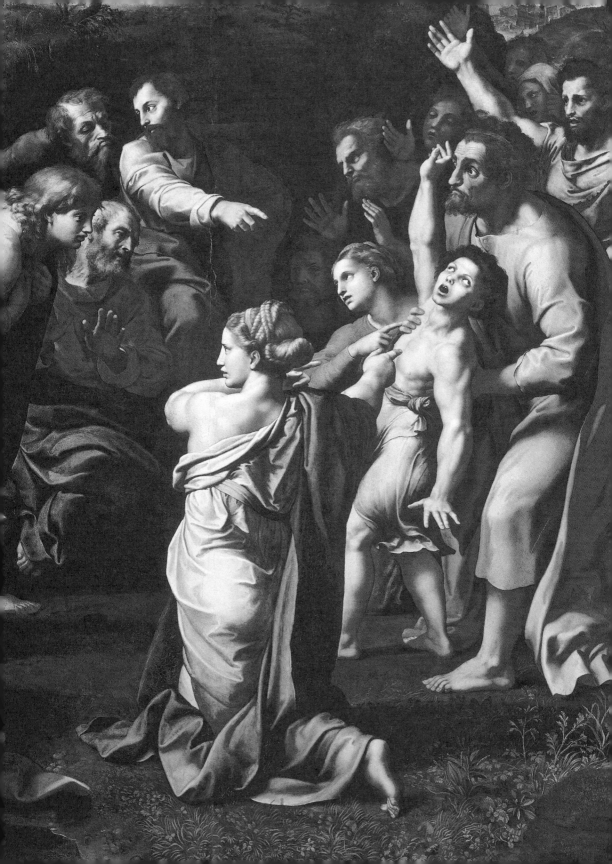

中世纪的疯狂症：
排斥与歧视之间

伊万·布洛哈尔

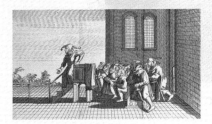

《疯狂颂》中的插图
戈德维尔翻译,热拉尔·李
斯特评注,霍尔班·伊拉
斯莫图
奥诺雷,阿姆斯特丹
1735 年
巴黎大学医学和牙科学联
合图书馆

一个被上天的力量——神圣的力量或魔鬼的力量——主宰的人；一个处在人和兽间的不正常的人：中世纪人们对疯子的看法无非处于这两者之间。因此，人们首先试图通过圣人和朝圣——到加蒂奈去朝拜圣马图兰，到弗朗德勒去朝拜圣丁夫内，到法国北方去朝拜圣阿凯（Saint-Acaire）——来治疗疯狂症，然后才指望医学。对于疯子，人们有时持一种抛弃、边缘化、排斥的态度，把疯子等同于异教徒、犹太人、麻风病人、残疾人，有时又很宽容，而这种宽容表现为一种别致的文化，比如著名的"疯人节"。

疯人节

疯人节自古罗马的农神节传承而来，使人想到财富和权势的脆弱。疯人节每年在"圣诞节之后举行，是愚人节的前奏"，有时可持续一周。节日那天，人们选一个"疯子教皇"，或"疯子主教"、"傻瓜君主"，被选中的人有权荣幸地主持弥撒。这一天，人们可以为所欲为，角色颠倒了过来，平民占据了贵族的地盘，穷人成了有钱人。人们个个恣肆放任，大街上热闹非凡。人们开心地玩笑、戏谑、疯疯癫癫地胡闹，集体兴高采烈的气氛常常等同于歇斯底里。有人朗诵"无头无尾"的打油诗，有人亵渎神灵，人们变得粗俗不堪……

"疯子教皇"举行宴会，市长应邀

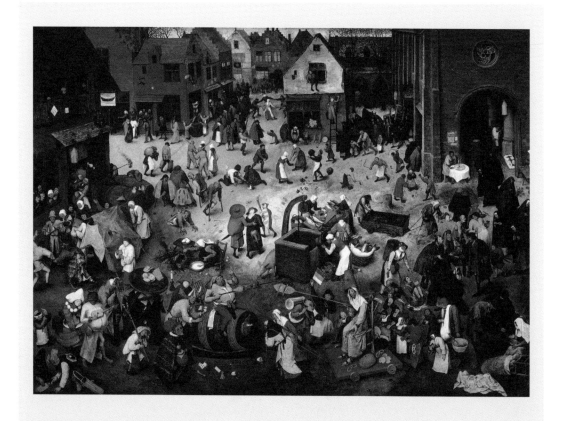

出席。市长和他的手下用铅币支付开支——"疯子"们有权造币——铅币的正面，有时可以看到"疯子教皇"字样，反面则是"疯子的数量是无限的"。奇装异服皆获允许，最常见的——尤其是"教皇"所穿的衣服——是一件颜色鲜艳的紧身短上衣，一个长耳的风帽，耳朵尖上挂着铃铛，好让衣服不仅看起来怪诞，还要发出声响。"教皇"手持一根笨伯杖以代替权杖。笨伯杖是一根棍子上套着一个布娃娃，和"国王的疯子"手里拿的东西一样。"国王的疯子"是在王宫里让国王开心的小丑，可以出口不逊。在农村，笨伯杖用一柄木勺或者锡制的长柄大汤勺代替，风帽也可换成大漏斗或平底锅。人们可以选择能够驱除恐惧的办法来化妆，女人装扮成男人，男人可装扮成野兽，活人戴上死人的面具……

"疯子们"可以一时摆脱极端的处境，毫无忌惮地发泄自己的不满，谴责特权者的暴行。通过愚弄和嘲笑，人们痛斥权势者的劣迹，打破了一切宗教的、社会的、性别上的禁忌。"疯子"也可扮成说教者的角色，谴责老夫少妻不当的婚姻和通奸。据载在1592年，法国北部一个叫盖斯奈尔的地方税务争议裁判官，被人发现与已婚女佣人通奸，便被"疯子们"好好地戏弄了一番，最后还剪掉了他的胡子。

《狂欢节与封斋节之间的战斗》
（1559 年）
皮特·布雷哲尔
壁板油画
维也纳历史博物馆

教会很快便开始反对这种异教徒的节日。从 1444 年开始，巴黎神学院谴责了"疯人节"。在整个 16 世纪期间，主教们渐渐借机禁止在其教区举办疯人节。

"千万不要让自己成为疯子"

除了这种模拟的、具有释放作用的疯狂，在整个中世纪，甚至文艺复兴时期，病态的疯子都使人恐惧与不安，正如那些俗语所说："对疯子行善是白费力气"，"千万不要让自己成为疯子"，"好日子能让人摆脱疯狂"。

虽然如此，在 12 世纪，避难所还是会为疯子提供住所，那里还有人试图通过"泄"的方法，用药物给他们治疗；到了 13 世纪，社会变得偏执，疯子们也成了被排斥和被迫害的人。

疯子成了替罪羊和出气筒，"因为他们被认为带有与众不同的标志，并因此受到谩骂和戏弄"。疯子不能结婚，尤其不能接受洗礼，这样一来，天堂之门便最终地对他们关闭了。疯子不能进入教堂。

那些狂躁的疯子要被关进狭小的笼子，人们会毫不犹豫地用绳子把他们吊上好几个小时，好使他们筋疲力尽，不能危害他人；人们用麻绳抽打他们，甚至割掉男人的性器，因为人们相信，手淫是导致精神紊乱的原因之一。即使有人并不会表现出危险的躁动，只是显得精神麻木，人们的态度也不会和气多少，人们会将针扎进

他的身体最为敏感的部分。施以药物往往可笑，药不对症，如浇洒公羊的尿，将男人的头发烧成灰，让狂躁的人用水冲服，或者将他自己的粪便稀释之后逼迫疯人喝下。

中世纪的医生认为，疯狂是由于体液不调，由于"神经纤维的混乱"，由于过剩的血侵入了大脑而引发的一种紊乱。宾根的希尔德加德（Hildegarde de Bingen）便认为，"坏的体液有时候会在某些人体内形成一种烟气，烟气上升至大脑，使大脑中毒，他们就会变成疯子，丧失记忆，失去理智"。因此，要让肌体重新恢复平衡，就必须清除体内过多的东西，引走不好的体液。中世纪的医生首先要做的，

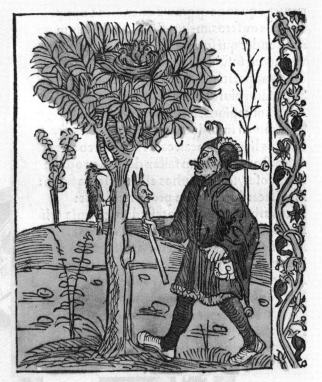

《关于废话连篇：疯子的殿堂》中的小丑及其笨伯杖
塞巴斯蒂安·布朗
贝格曼·德·奥尔普巴塞尔，1497 年
巴黎大学医学和牙科学联合图书馆

下页：
《取出疯狂的石头》
1485 年
热罗姆·博奇
板壁油画
马德里，普拉多博多馆

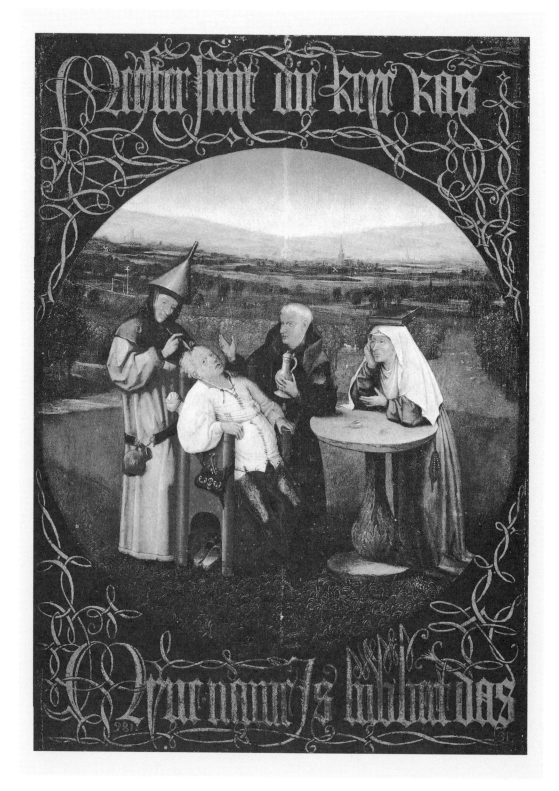

　　　　　西医的故事

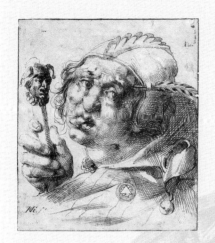

《疯人头像》
高尔齐修斯·亨德
里克
里尔美术馆

就是放血。如果放血不管用，那他们就不得不使用烧灼器在病人的额头上破开一道创口，以引发化脓。如果这种办法还不奏效，还不能让病根流出，唯一的办法，就只能是用钳子、剪刀、解剖刀等器械，取出所谓"疯狂的石头"了。因为他们深信，如果放血和烧灼都无效，那一定是位于大脑里的一块石头造成了病人的失衡。

16、17世纪，弗拉芒和荷兰的画家们有很多表现"取出疯狂的石头"的作品，比如热罗姆·博奇（Jérome Bosch）、皮特·布雷哲尔（Pierre Brueghel）、戴维·德尼埃（David Téniers）、扬·斯蒂恩（Jan Steen）、弗朗兹·哈尔斯（Frantz Hals），以及很多其他的艺术家，作品名五花八门：《取石者》《取出疯狂的石头》《精神疾患的切口》等等，不一而足。

有些人出于恐惧，不愿接受手术。"想到做手术要忍受可怕的疼痛，很多人因为胆子小，宁愿让石头留在脑子里，结果石头便残忍地把他们的脑子挤坏了，这种事并不少见。"卡洛卢斯·阿拉埃特（Karolus Allaerdt）声称。也有的人没有选择，因为这些人的家人相信了医生的话，决定将自己交到"外科医生"手里。不言而喻的是，江湖游医喜欢做这种手术，因为他们能因此而发财。他们将疯子的额头打开，将事先小心藏着的一块石头拿出来给在场的人看。

这种骗术大多江湖巫医的拿手好戏，可有时巫医宁愿接受这种非人道的治疗，也不愿意面对可怕的宗教裁判所。宗教裁判所会在令人更加难以忍受的酷刑之后，将他们送上火刑堆。应当说，在1484年，教皇依诺森八世的谕旨"最高的希望"引发大量审判巫师的官司，因为谕旨给予宗教裁判所的法官们极大的特权，他们举目所在，到处都是男巫女巫了。

这种治疗方法无疑是残酷的。但是，在19世纪，甚至其后人们仍然会用一些类似的方式对待疯子，比如隔离、鞭笞、给包皮或者阴蒂上锁等。把躁狂的疯子捆起来，强行给他们套上紧身衣，用筐子把他们从脖子到小腿套起来，用带子捆住胳膊，让他们只能迈着小步慢慢向前走。他们也可能被放在转盘上长时间地旋转，以"让他们的脑子回归原位"，或者让他们洗冷水浴、冷水澡，好"让他们换换脑子里的想法"。

疯子命里注定要遭受肉体的疼痛、

难以忍受的精神痛苦、多少个世纪与世隔绝，被歧视、被奴役。而现代科学正在努力理解这些人的命运，首要的目的便是让精神病患者恢复作为男人和女人的尊严。

《论一般和特殊的疯狂症》中捆缚疯人的种种方法
文森佐·奇亚卢吉卡里利，佛罗伦萨
1793 年
巴黎大学医学和牙科学联合图书馆

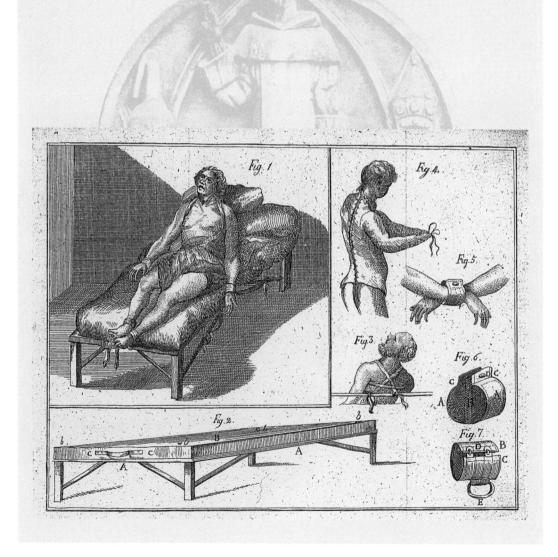

感情世界

自 20 世纪开始，神经科学向两个方向发展，从表面上看，这两个方向背道而驰，实际上却具有互补性。一方面是继续并扩大细胞和分子机制的研究，越来越细致地将我们的精神活动分解成网络和区域。另一方面是从这种简单化的方法出发，重新描述"具有整体性"的大脑以进行综合，并突出在我们的经历中具有整体性、连续性、完整性的那些特点：我们的意识，我们对身份的感知，我们的记忆，我们的感情……

感情是从何而来？

在记忆和遗忘中起着重要作用的感情表现在我们的脸上、声音中、姿态中、身体上。有了这些表现，本来无法传达的东西——内心世界，情感体会——才会让他人感觉到，与别人分享。

199 页：
《关于精神疾患的医学哲学论》中精神病人的颅骨形状
菲利普·皮奈尔
里查、卡伊、格拉尼埃，巴黎
巴黎大学医学和牙科学联合图书馆

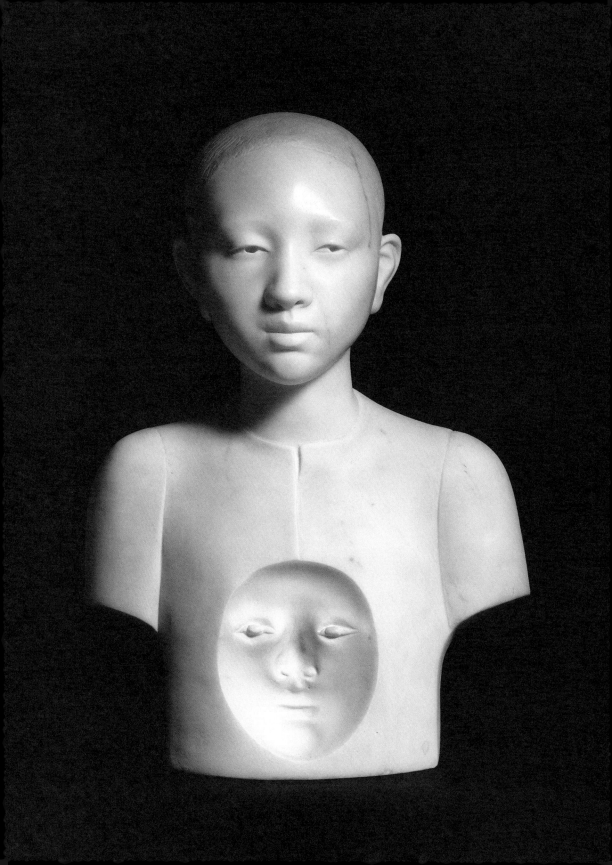

结论

科学与思想，灵魂与肉体

　　灵长类中的"人"是很特别的一个属。人不仅像所有的高等动物一样，可以看到周围的一切，尤其是自己的身体，他们也希望赋予所看到的事物、存在和现象某种意义，希望理解这些事物、存在和现象，并将它们纳入到一个故事当中。

　　对于人和动物来说，这都是一种方法，可以让他们克服在接触奇异怪诞事物时产生的焦虑感，人和动物都受制于习惯，人则要从精神上经历一个适应新事物的过程。

　　在成千上万年，也许是上十万年期间，这种适应走的是神话的道路：人们让上天把关于现实的某种话语、与观念强加给我们，这样，现实被理想化了。从本质上说，这样一来肉体便具有了阐释的作用，由于它在神话中的地位它并非认识的对象，最多算得上是认识的一个已知条件，身体成宏观宇宙的微观对应物，可以优先地与精神和神祇发生联系。

　　有时，现代解剖学家的祖先们在灵光闪现的刹那间，好奇之心从传统的羁绊中解放出来，竭尽全力去观察；他们从直觉上深信，在这具被展示的肉体当中，有着他们需要认识的东西。这些特立独行的人就这样创造了与既定的神话故事不同的另一些故事，比如盖仑在亚历山大，后来又在罗马创造的故事。从某种意义上说，这些另外的故事是我们不得不接受的"认识合同"的一些"修改条款"。

　　然而，直到文艺复兴之前，直到维萨尔的《人体结构》出版之前，这些补充，或者修改条款本身也被纳入了官方的新知识体系，光荣的古人传承了这一知识，经院派的思想则禁止人们超越这一知识。因此，在多少个世纪期间，人们在医学院的大阶梯教室里解剖尸体时，教授们手拿一根长长的教鞭所讲解的，根本不是被解剖的尸体中实际存在的东西，而是盖仑说过的那些东西。我们简直难以想象，面对解剖对象，他们竟然视而不见！

　　现代解剖学的诞生的故事，也同样适用于所有其他的知识领域，尤其是医学。

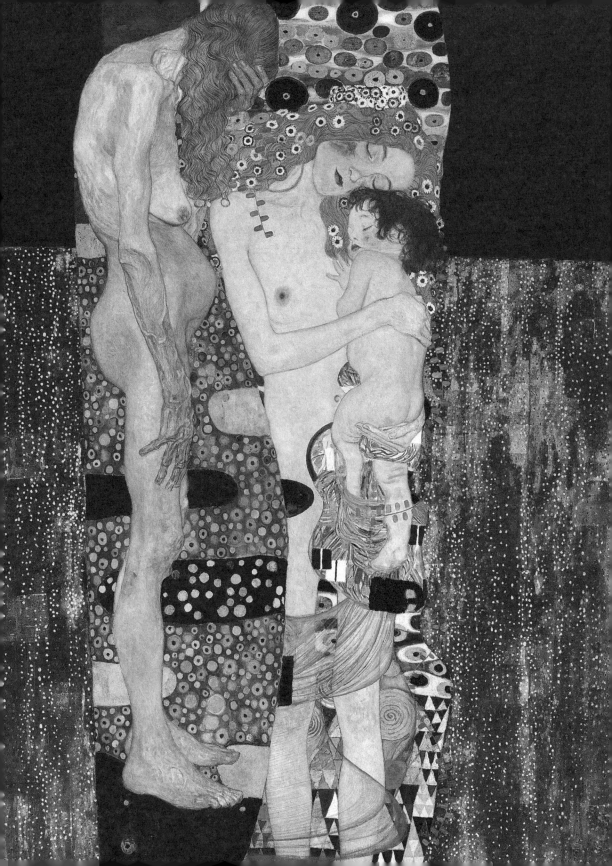

虽然多年前就有人切开过神经、静脉和动脉血管，但是一定要等到维廉·哈维眼睁睁看见面前的事实，人们才最终放弃了盖仑从古人那里继承来的"普纽玛"之说。

随着克萨维埃·比沙的出现，病人的身体成了认识的对象，成了可供人们"观看"的对象，从这种逻辑出发，建立了临床解剖学的方法。后来，又有人发现了微观世界，发现了污染环境的"微生物"，发现了精子，发现了所有器官的细胞，也包括大脑的细胞……脱离了经院派哲学、意识形态和宗教假说的枷锁，研究真正的现实，这在实证主义的欧洲似乎最终地占了上风。实证主义是巴斯德所经历的 19 世纪末期的启蒙所结出的硕果。

器官，细胞和配子，神经元，轴突和突触，细菌和寄生虫，病毒，基因组和基因，偶发性的基因变异……生命科学和医学的胜利也是简单主义的胜利。尽管如此，我们并没有最终地消除先入为主的观念和不断前行的科学在相互交叉时产生的效果（我们现在没有，将来也永远不会彻底地消除这些效果！），有时候，科学会被用来证实偏见，而不是与偏见抗争。医生兼哲学家乔治·康吉莱姆（Georges Canguilhem）制定的方法，以及"科学意识形态"的方法都是这样的例证。

19 世纪，殖民者深信给土著人带去了文明和神启的宗教真理，政治家和家长都把妇女置于自己的监管之下——这一切的基础就是几千年以来，人们深信殖民者比土著人在道德和精神上更高级，男人比女人更高级。于是人们通过解剖观察，后来又用心理测试的方法验证这一点，但观察和验证都不是为了用事实检验信念是否有根据，而是为了给偏见寻找科学的基础。在"对人的误测"的时代，人们企图把差别论和种族主义的信仰转换成数字。伟大的布洛卡，发现了主宰语言驱动的大脑额前左叶皮质区的布洛卡，却证明说，颅内容积的确反映了人的聪明程度，因为平均来看，黑人和女人的颅内容积较小，而"众所周知"的是，黑人和女人在智力上低白种男人一等。在同样的趋势当中，人们又借用了进化论和遗传学说，以加强意识形态上的某些信念，由此导致了 19 世纪和 20 世纪的优生论和科学种族主义。同样，在 20 世纪初期，心理学家阿尔弗雷德·比内（Alfred Binet）刚刚提出"智力测量表"——现代智商的鼻祖——即刻便被用来说明美国移民的种族限制政策是正确的。心理测量学得出的结论，的确证实了当权者早就深信不疑的一点，那就是美国盎格鲁—撒克逊系的白人新教徒（WASP）和北欧人，比南欧人、犹太人和黑人要高级得多。与不太了解人类心灵问题的理性主义者所认为的相反，人们对心灵的信仰和观念不是科学能够化解得了的，科学理想有可能与最主观的探索方法共生共存。

必要的科学简化主义在研究人体及其活动规律中的另一个危险，是无法面对复杂性，无法承认由复杂性所带来的后果。达尔文的研究把人看成是自然的生物；医学在人体解剖学和心理学领域也取得了进步，后来又证明大脑细胞和其他器官

《生命的三个年龄》
1905 年
古斯塔夫·克里姆特
现代艺术博物馆
罗马

的细胞从性质上是一样的。这三个方面的成就综合在一起，渐渐让人们接受了一元论的观念，认为"灵魂是属于肉体的"，也就是说，我们的心理天地是由进化所选择的特殊的基因、分子、细胞和结构物质的排列产生的，并没有证明像经典的二元论分析所指出的那样，在像机器一样的人身上，又附加了一个精神要素的表现。自从基督教出现之前的古代以来，二元论便极具活力，当然，圣经里提到的宗教都有各自的二元论说法。对于持一元论的唯物主义来说，思想的物质条件属于神经生物学性质，在进化过程中渐渐得到了改善，是研究的对象，而且也是可以被认识的。然而，很早的时候便出现了一种趋势，在对心理现象的唯物论研究当中，强制性地加入了从拉普拉斯简化决定论衍生出来的一种看法。皮埃尔·西蒙·德·拉普拉斯（Pierre Simon de Laplace）是一个伟大的天文学家和数学家，他的职业生涯跨越了18世纪和19世纪。他深信，有一个"魔鬼"是无所不知的，过去和现在的所有现象，无不在魔鬼的知识掌控之中；对所有这些现象的机制，魔鬼无一不了如指掌，未来的任何事都不是不确定的。把这种观念应用到精神领域，便等于用科学的方法证实自古以来"宿命论"哲学家始终有的直觉（比如狄德罗的"宿命论者雅克"），根据这种直觉，人受制于一些他通常并不知道的原因，他的自由和言论自主的感觉只不过是幻觉，是与他不知道的起决定作用的东西联系在一起的。相反，当现代神经生物学家拥有了"拉普拉斯的魔鬼"的能力时，就能够更加清楚地了解人们的精神是何种性质，并预先知道某个人会想到什么，会做何决定，会如何做，而这个人本人并不知道。

比较起来，加尔的骨相学的研究条件要初级得多，仅仅研究了颅骨上的一些隆凸，便声称说掌握了人的特点和行为。隆布洛索（Lombroso）假定以人的面型作为主要依据，预测"天生罪犯"的做法，进一步延伸了骨相学的潮流，而骨相学可以被认为是遗传学的遥远的祖先，也是通过大脑的功能图像研究人的行为的始作俑者。

人们已经不再说数学模型揭示的颅骨隆凸如何如何，或者邪恶的强奸犯长什么模样，新的说法是"暴力基因"，"男性不忠基因"，"母爱基因"，"人的社会性基因"等等。或者"大脑的哪个区域与什么样的精神任务相联系"。所有这些都证实，一方面，赞成某种观念以及对有可能成为这一观念的基础的事实进行分析，这两者之间是相对独立的。相信家族道德品质的遗传是贵族思想的基础，也是某些群体自认为比其他群体高人一等的思想基础，这种信念比探索思想的解剖学、生理学、细胞学和分子学之间的相关性早了几千年。决定论的哲学远远早于拉普拉斯的科学及其对精神机制的应用。今天，在神经生物学家和神经遗传学家当中，拉普拉斯的科学在精神机制上的应用无疑占有优势的地位。

我认为之所以出现这种状况，是由于人类知性很难摆脱已经习惯了的概念框架。换句话说，整个医学的历史都证明，所有的进步都是与简化论的理性方法联系在一起的。这一历史也表明，研究人员不愿意接受这样一种假设：某些特性是从复杂的整体当中产生的，是与这一整体的复杂性联系在一起的，而且不能简化为其基本组成部分的特性。因此，医学的历史也就说明，我们必须承认，要想划定思想的范围，应当把思想作为思想来研究，而不仅仅是通过使思想得以表现的细胞、网络和结构。

在"智人"最具特点的精神表现当中，有象征性的思想，对美学情绪的感知，以及创造美和推理的能力。读者读到这里，这本书已经接近尾声，我们在这本书里介绍了三种最基本的特点，从神话、艺术创造和理性活动（哲学和科学的理性活动）中突显出来的三种基本特点。医学技术和思想历史的盛会也证明，各种不同的心理活动形式之间具有深刻的独立性，证明精神很难从先入为主的观念影响中解放出来，而这种先入为主的观念，其本身也是由与象征性的参照联系在一起的感情——尤其是美学感情——所塑造、所加强的。

仔细想想，这其中也没有什么使人感到震惊的东西，因为由此而得到表达的，是肉体和灵魂的深刻统一，灵魂至少与某种大脑的活动叠加在一起的，对于唯物主义者来说，是由某种大脑的活动产生的，大脑具有连带作用的运转驳斥了加尔及其现代追随者们的骨相学所持有的模块化的看法。

阿克塞尔·凯恩

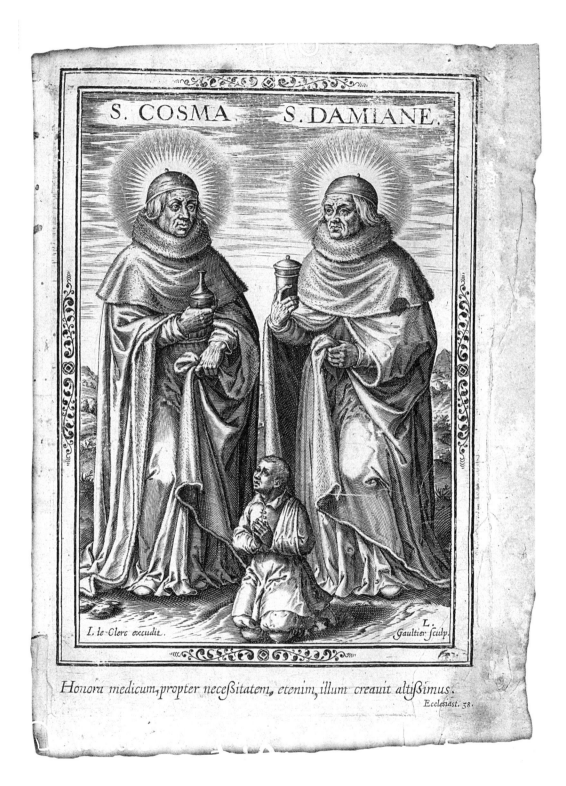

书目

Ameisen J.C., *Dans la lumère
et les ombres, Darwin et
le bouleversement du monde,*
Éditions Fayard / Seuil, Paris, 2008.

Barthélémy l'Anglais, *Le Livre
des propriéts des choses.
Une encyclopédie au xive siècle,*
Stock-Moyen Âge, 1999.

Bates D.G., *Harvey's account of
his discovery, Medical History,* 1992.

Bazin H., *The Eradication of smallpox,*
Academic Press, 2000.

Berche P.,*Une histoire des
microbes,* Ed. J Libbey, 2008.

Bollet A.J., *Plagues and poxes.
The rise and fall of epidemic disease,* 1987.

Boustani F., *La Circulation du sang, entre
Orient et Occident.
L'histoire d'une découverte,*
Éditions Philippe Rey, Paris, 2007.

Boutibonnes P., *Van Leeuwenhoek,
l'exercice du regard,* Belin, Paris, 1994.

Brock T.D., *Robert Koch,
A life in medicine and Bacteriology,*
Science Tech Publishers.
Demos, New York, 1988.

Chardak H., *Andreas Vesalius,
chirurgien des rois,* Presses
de la Renaissance, 2008.Chastel
C., *Histoire des virus, de la variole au
sida,*Éditions Boubée, 1992.

Comment L., *La Méthode zoologique
dans les traités de physiognomonie,*
mémoire de latin, université de
Neufchâtel, 2004.
Dachez R., *Histoire de la médecine
de l'Antiquité au xxe siècle,*
Éditions Taillandier, Paris, 2004.

Darmon P., *L'Homme et les microbes,*
Fayard, 1999.

Debré P., *Louis Pasteur,*
Flammarion,Paris, 1994.

Delavault R., *André Vésale,*
Le Cri, Bruxelles, 1999.

Debru A., "Hérophile ou l'art de la
médecine dans l'Alexandrie antique",
dans *Revue d'histoire des sciences,*1991.

Denicourt F., *Alchimie et pharmacie:
contribution de l'alchimie à
la genèse du médicament,*
faculté de pharmacie, U.P.J.V., 2005.

Dyves J., *Vie d'André Vésale,*
Louis Musin, 1961.

Gregory A., *Harvey's Heart,
The Discovery of Blood Circulation,*
Cambridge,England:I con
Bocks, 2001.

Hornblower S., Spawford A., *Herophilus,
The Oxford Classical Dictionary,* Oxford
University Press, New York, 1999.

《外科医生的权利和
优势 》中的圣高姆和
圣达米安
热罗姆·德拉努
巴黎，17 世纪
巴黎大学医学和牙科
学联合图书馆

Kearney H., *Science and Change 1500-1700*, McGraw-Hill, New York, 1971.

Keele K.D., *William Harvey.The Man, the Physician and the Scientist*, Édimbourg et Londres, E. & S. Livingstone, 1965.

Keynes G., *The Life of William Harvey*, Oxford, 1966.

Laharie M., *La Folie au Moyen Âge, XIe-XIIIe sècles*, Éditions Le Léopard d'Or, Paris, 1991.

Le Floch-Prigent P., *Les 45 médaillons de la faculté de médecine*, mémoire, Paris, 1991.

Marin J., *L'esprit des médecines anciennes*, Éditions Cheminements, 2005.

Morin E., *L'Homme et la mort*, Éditions du Seuil, 1970.

Moulin A.M., *L'Aventure de la vaccination*, Fayard, 1996.

Oldstone M., *Viruses, plagues and history*, Oxford University Press, Oxford, 1998.

O'Malley C.D., *Andreas Vesalius of Brussels 1514-1564*, University of California Press, 1964.

Penso G., *La Conquête du monde invisible, Parasites et microbes à travers les siècles*, Roger Dacosta, Paris, 1981.

Potter P., 《Herophilus of Chalcedon. An assessment of his place in the history of anatomy》 dans *Bulletin of History of Medicine*, 1976.

Pringent H., *La Mélancolie : les métamorphoses de la dépression*, coll.《Découvertes》, Gallimard, 2006.

Rapson H., *The Circulation of the Blood*, Muller, Londres, 1982.

Ruffié J., Sournia J.C., Les *Épidémies dans l'histoire de l'homme*, Flammarion, 1984.

Sournia J.C., *Histoire de la médecine*, Éditions de La Découverte, 2004.

Vésale A., *La Fabrique du corps humain*, Actes Sud-Inserm, 1987.

Von Staden H., Herophilus: *The Art of Medicine in Early Alexandria*, Cambridge University Press, Cambridge, 1989.

Wills A., *Herophilus, Erasistratus, and the birth of neuroscience*, The Lancet, Novembre 13 1999.

De larmes et de sang, images croisées de la douleur, Musée de Saint-Antoine-l'Abbaye / Conseil général de l'Isère, 2007.

Sur les chemins d'Ispahan, Savoir et médecine entre Orient et Occident, Musée de Saint-Antoine-l'Abbaye / Conseil général de l'Isère, 2006.

致谢

项目策划与图片选择：
伊万·布洛哈尔

撰文：
让·克洛德·阿梅森
帕特里克·贝什
伊万·布洛哈尔

出版协调：
巴黎第五大学宣传处主任布里吉特·布洛哈尔

我们感谢巴黎第五大学的校长阿克塞尔·卡恩（Axel Kahn）和艾尔维·德·拉马蒂尼埃尔（Hervé de La Martiniere），他们对图书的编辑和出版满怀信心，并给予了支持。

我们非常感谢巴黎大学医学联合图书馆的馆长吉·高伯莱（Guy Gobolet）和医学历史部图书管理员斯戴凡妮·夏洛（Stéphanie Charreaux），他们将巴黎大学医学和牙科学联合图书馆（BIUM）的古旧藏书供我们使用，并积极参与图片的选择。

我们还感谢巴黎第五大学医学系主任以及圣父大学中心主管达尼埃尔·约尔（Daniel Jore）及其团队的成员米歇尔·苏迪埃尔（Michel Soudière）、路易吉·普奇（Luigi Pucci）、梯耶里·阿瓦诺齐安（Thierry Avanozian），在他们的帮助之下，我们才得以使用圣父大学中心外立面墙上的雕刻徽章照片作为本作品的插图。

我们还要感谢积极参与本书编纂的医学史博物馆遗产管理员、主任玛丽－维洛妮克·克兰(Marie-Véronique Clin)，设计和编辑了本书所有图片的丽娜·塞罗(Line Célo)，为本书提供照片的拉斐尔·高西蒙(Raphaèl Caussimon)、让－塞巴斯蒂安· 勒布隆－杜尼亚奇（ Jean-Sébastien Leblond-Duniach)、弗朗索瓦· 盖奈（ François Guénet)、克里斯蒂安· 巴拉贾（ Christian Baraja)，始终耐心地支持和帮助本书出版的艾玛努埃尔·阿尔金（ Emmanuelle Harkin)、拉马蒂尼埃尔出版社的苏菲· 波斯托莱克（ Sophie Postollec)。

最后，我们还要感谢巴黎第五大学的宣传处，尤其是奥利维亚·夏普勒（ Olivia Chaple)、皮埃尔－伊夫·克洛斯（ Pierre-Yves Clausse)和阿莉斯·朱迪(Alice Tschudy)，他们也以卓有成效的工作，积极参与了本书的编辑出版。

图片来源

Les images ne figurant pas
dans la liste suivante sont créditées
© BIUM,Paris

p.10,110
© BIUM,Paris/R.Caussimon

p.6,9,20,21,39,42,44,51,
53,54,63,83,92
© Université Paris Descartes

p.16,60,61
© Lauros/Giraudon/
The Bridgeman Art Library

p.96-97
© Musée des Beaux-Arts,Marseille,
France/The Bridgeman Art Library

p.120
© Bibliothéque Nationale,Paris,
France/The Bridgeman Art Library

p.19,22,23,80,146-147,154-155
© Bridgeman Giraudon

p.24,25,31,32,33,35,37,71,87,153
© F.Gnénet

p.28-29,176-177,182
© Musée d'histoire
de la Médecine,Paris

p.55,116-117,131,157,181,201,203,207
© AKG-Images

p.74,76
© RMN

p.204
© RMN/Franck Raux

p.86,161
Musée de Picardie,Amiens

p.107
© Rue des Archives

p.126,144,152
© Académie nationale de médecine

p.129
© Rijksmuseum,Amsterdam

p.135
© Musée des Arts décoratifs de Lyon

p.139
© D.R.

p.166,198
© Scala,Florence

p.214
© Scala,Florence-Courtesy
of the Ministero Bennie
Att.Culturali

p.180,184
© J.-S.Leblond Duniach

p.187
© Musée Cau-Ferrat,Sitgès,Espagne

p.212
© C.Baraja

巴黎第五大学

巴黎第五大学是巴黎大区培养保健领域大学生的最大、最重要的一所大学。这所以人文科学和保健为专业的大学有法律系、人文和社会学系、心理学系和技术学院，是一所典型的综合性大学。只有巴黎大区的大学集医学、药学和牙科学于一身，保健学科因其高水平的培训和优秀的研究在欧洲和全世界为人所公认。

巴黎大学医学和牙科学联合图书馆

巴黎大学医学和牙科学联合图书馆的前身是巴黎医学院图书馆，馆藏资料最早可以回溯到 14 世纪，是法国最大的医学图书馆，馆内收藏的医学遗产资料是世界最为丰富的三大馆藏之一，另外两家是美国国立医学图书馆和伦敦维尔科姆研究所图书馆。巴黎大学医学和牙科学联合图书馆的医学和百科图书资料，包括了西方从文艺复兴至今的医学历史。1395 年的第一份图书目录在《巴黎医学院述评》中发表。18 世纪，馆藏图书由外科医生和图书馆馆员皮埃尔·苏（Pierre Süe）重建和补充；皮埃尔·苏将原来属于外科学会、皇家医学学会的图书，以及法国大革命期间没收并存放在首都图书库的数千册图书都集中收藏在同一个地方。今天，巴黎大学医学和牙科学联合图书馆藏有四十多万册图书，两万三千种印刷报纸，五十多万份医学和牙科学论文。这是一个供大学师生、保健领域的专业人员，以及所有对保健问题和医学文献有兴趣的人读书学习的地方。

图书在版编目(CIP)数据

西医的故事/(法)凯恩等著:闫素伟译.—北京:
商务印书馆,2015(2016.11重印)
(医学·人文)
ISBN 978-7-100-09726-0

Ⅰ.①西… Ⅱ.①凯…②闫… Ⅲ.①医学史—西
方—国家 Ⅳ.①R-095

中国版本图书馆 CIP 数据核字(2012)第 316084 号

西医的故事

〔法〕阿克塞尔·凯恩 等著

闫素伟 译

商 务 印 书 馆 出 版
(北京王府井大街36号 邮政编码100710)
商 务 印 书 馆 发 行
北京中科印刷有限公司印刷
ISBN 978-7-100-09726-0

2015 年 1 月第 1 版 开本 787×1092 1/16
2016 年 11 月北京第 3 次印刷 印张 14
定价:68.00 元